AF611315

EXPOSÉ

DES

PRINCIPES GÉNÉRAUX DE PATHOLOGIE.

PREMIÈRE LIVRAISON.

IMPRIMERIE BOULÉ et Cie, rue Coq-Héron, 3.

NOUVEAUX ÉLÉMENS

DE

MÉDECINE PRATIQUE,

PAR

P. H. N. DUVIVIER,

Officier de la Légion-d'Honneur, chevalier de l'Ordre-d'Honneur de première classe de Prusse, docteur en médecine de la faculté de Paris, ancien professeur d'anatomie, de physiologie et de chirurgie à l'hôpital militaire d'instruction de Paris, au Val-de-Grâce, chirurgien de première classe aux armées, et en chef de l'ex-maison civile et militaire du roi.

Oportet aducere medicinam ad philosophiam
et philosophiam ad medicinam.

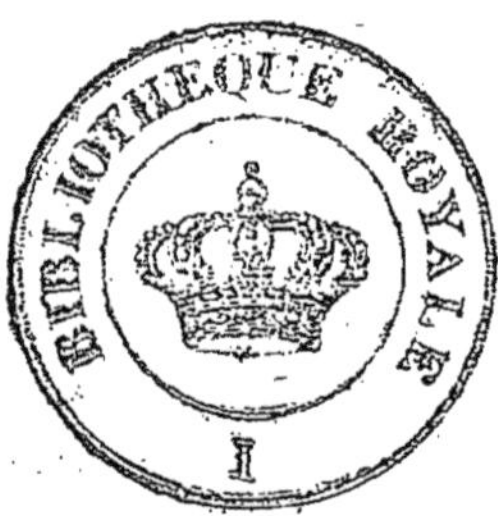

Paris.

CHEZ L'AUTEUR, rue du Port-Mahon, 8 ;
ET A LA LIBRAIRIE DES SCIENCES MÉDICALES
DE JUST ROUVIER, rue de l'École-de-Médecine.

1842

NOUVEAUX ÉLÉMENTS

DE

MÉDECINE PRATIQUE,

PAR

P. H. N. DUVIVIER,

Officier de la Légion-d'Honneur, chevalier de l'ordre-Rouge de première classe de Prusse, docteur en médecine de la faculté de Paris, ancien professeur d'anatomie, de physiologie et de chirurgie à l'hôpital militaire d'instruction de Paris, au Val-de-Grâce, chirurgien de première classe aux armées, et en chef de l'ex-maison civile et militaire du roi.

Oportet educere medicinam ad philosophiam et philosophiam ad medicinam.

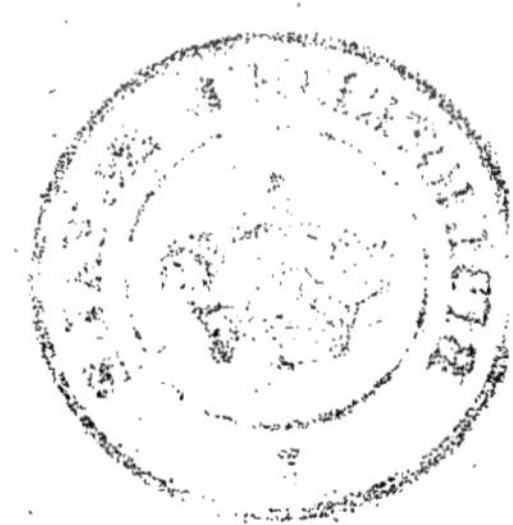

Paris.

CHEZ L'AUTEUR, rue du Port-Mahon, 8;

ET A LA LIBRAIRIE DES SCIENCES MÉDICALES DE JUST ROUVIER, rue de l'École-de-Médecine.

18[illegible]2

PREMIÈRE PARTIE.

THÉORIE DE LA MÉDECINE.

EXPOSÉ DES PRINCIPES GÉNÉRAUX.

PROLÉGOMÈNES.

Le vice essentiel de la manière de philosopher du temps de Bacon faisait dire, avec juste raison, à ce philosophe : « C'est en vain qu'on espère de grands accrois- » semens dans les sciences, lorsqu'on se borne à surajou- » ter, ou à enter les connaissances nouvelles sur les » anciennes : il faut reconstruire le système entier des » sciences depuis leurs premiers principes, si l'on ne veut » y être toujours borné à un mouvement comme circu- » laire qui ne permet que des progrès presque insensi- » bles (1). »

Le génie d'Hippocrate le porta à penser que la nature humaine ne peut se manifester par aucune de ses faces, qu'à celui qui possède le système entier des connaissances de l'art de guérir (2).

(1) « Frustrà magnum expectatur augmentum in scientiis ex super » inductione et insitione novorum suprà vetera. Sed instauratis fa- » cienda est ab imis fundamentis, nisi libeat perpetuo circumvolvi » in orbem cum exili et quasi contemnendo progressu... » (Bacon, *Nov. orga. aphoris.* XXXI.)

(2) « Censeo vero quod de naturâ hominis manifestum quidpiam » cognoscere non aliud possibile fuit, quam ex arte medica, quod » quidem facile erit penitùs nosce, si quis ipsum medicam universam » probè complexus fuerit. » (Hippocr. *Libri de prisca medicinâ.*)

Dans l'état actuel de la civilisation, les sciences et les arts ont marché à pas de géant : les progrès qu'ils ont faits ont été rapides et nombreux. Parmi les sciences naturelles, il n'en est pas une qui semble avoir plus d'attrait que la science de l'homme physique et moral, et qui puisse être d'une importance mieux sentie que la pathologie ; cependant la médecine est restée pour ainsi dire stationnaire.

La nature a ses lois, elles sont inflexibles : les savans ne pouvant parvenir à les plier au gré des raisonnemens métaphysiques, ils ont eu recours aux théories fondées sur des systèmes ; mais tout système finit toujours par crouler. En médecine pratique, toute opinion, prise en dehors de la nature, ne conduit pas seulement à l'erreur ; elle est encore suivie de fâcheuses conséquences. Les théories médicales ont été nombreuses : fondées sur des hypothèses, elles durent faire place à des hypothèses plus abstraites encore.

Les idées systématiques ont momentanément prévalu. Des moyens de traitement ont été proposés, prônés, adoptés sans raisonnement et abandonnés de même... La nature est en quelque sorte impénétrable : ce ne peut être qu'à force de persévérance dans les études qu'il est permis de soulever le voile dont ses phénomènes sont enveloppés.

Les plus importantes découvertes en physique, en chimie, en histoire naturelle ont échappé pendant des siècles aux recherches des savans. Le plus grand nombre des médecins ont préféré adopter les opinions reçues, sans les vérifier, et avec une confiance aveugle, plutôt que de se livrer à un travail opiniâtre et à de profondes méditations. Ne pourrait-on pas attribuer le préjudice porté à la médecine, à la négligence ou à l'ignorance introduite dans les règles fondamentales de la méthode de philosopher?

La médecine ne peut, en effet, se soustraire à la lumière que la philosophie répand sur toutes les branches des connaissances humaines.

La philosophie, c'est-à-dire la raison éclairée par les faits (1) soumis à l'examen logique de l'entendement humain, prouve sans cesse que si la médecine n'a pas fait jusqu'ici de progrès égaux à ceux des autres parties des sciences naturelles, c'est que les médecins se sont trop écartés des règles qu'elle impose dans son mode d'exploration et d'argumentation.

Le médecin doit être un homme progressif; il doit marcher avec son siècle, sans en partager les erreurs (2). En

(1) Toute science, celle du médecin plus particulièrement, doit commencer par les faits; c'est le moment de la pratique sur la théorie; alors on ne consulte que les faits pour se diriger : telle a été la direction que j'ai suivie et que j'ai indiquée dans mes *Recherches philosophiques*. (Voyez page 13 et suivantes.)

(2) Que de peines perdues, que de travaux dangereux, que de vies d'homme employées à soutenir une erreur!

C'est ainsi que nous avons vu, de nos jours, un homme laissant

médecine pratique, toute erreur compromet l'avenir de la science et le bien-être de l'humanité ; c'est pourquoi des rayons de toutes les connaissances humaines et de toute l'expérience des siècles, doivent converger vers une seule idée, pour en appuyer la vérité... Il n'est que trop souvent arrivé que les idées les plus contraires à la masse des faits connus ont obtenu croyance, ont fait des prosélytes; la vérité a reculé et elle reculera jusqu'au moment où l'on cessera de la méconnaître. Toute vérité importante doit reposer sur des faits incontestables. Dans l'exercice de l'art de guérir, ce n'est qu'au moyen d'un examen attentif des phénomènes morbides, de leurs causes, des effets qui en résultent, et en procédant des uns aux autres, que l'on parviendra jusqu'au principe fondamental du traitement des maladies.

L'exploration et l'analyse sont des guides sûrs et fidèles, des études et des notions de physiologie doivent les précéder (1).

échapper une erreur à sa plume, trouver non seulement des échos dans toutes les nations, mais encore des défenseurs dont la réputation et les lumières ne donnèrent que plus de poids à cette erreur, si bien qu'elle a fini par être dominée par elle-même. (*Arithmétique de la folie*, par M. le docteur Pierquin, pages 8 et 9.)

(1) Cette vérité, démontrée par l'anatomie physiologico-pathologique, se trouve développée dans les ouvrages que j'ai publiés en 1826 et en 1836. Les applications pratiques sont consignées ci-après dans ce traité élémentaire.

Les conceptions intellectuelles sont soumises aux règles de la logique dont elles ne peuvent s'écarter.

La philosophie exige des faits; elle en recherche les causes, elle en étudie les effets, elles les livre à l'observation, afin qu'elle puisse les soumettre à l'analyse...

Lorsque les faits sont devenus nombreux et abondans, la méthode vient les classer avec ordre, les ériger en système, et trouver un fait principal auquel tous les autres se rattachent, ou dont ils ne sont que les déductions (1), c'est le moment de la théorie jointe à la pratique : alors on consulte les principes pour se diriger... Mais résoudre les questions d'une science par quelques faits, c'est agir en praticien sans théorie, c'est fonder ses jugemens sur des hypothèses, c'est faire de l'empirisme : on ne connait pas son chemin, on ne voit pas clair et on ne marche qu'en tâtonnant.

Beaucoup d'ouvrages de médecine nous ont été légués par les anciens et par les modernes. Les diverses branches de la science et de l'art s'y trouvent éparses et disséminées.

Les anciens se sont adonnés à l'observation et à l'expérience; les modernes se sont occupés davantage des théories systématiques. Les anciens ont laissé de beaux modèles

(1) « Tout ce qui se développe en fréquentant et en observant la » nature, a beaucoup plus de prix que ce que l'esprit produit ou » apprend de lui-même. » (Hufeland, *Manuel de médecine pratique*, tom. 1er, page 89.)

à suivre dans l'art d'observer les phénomènes morbides et d'en tirer de salutaires inductions (1) ; cependant, l'antiquité ne nous offre pas plus de garanties que le siècle présent, puisque l'autorité des auteurs anciens est détruite par celle de leurs contemporains. Notre âge est témoin des mêmes contradictions (2) ; au surplus tous sont-ils de bonne foi? révoquera t-on en doute la réalité de l'expérience de plusieurs? (3). Combattra-t-on les raisons du plus grand nombre ; auxquels enfin donner la préférence?

Pour juger une question fondamentale de médecine d'après des principes fixes et qui puissent être considérés comme invariables, il faut d'abord ne pas perdre de vue l'immensité de la nature. De quelles capricieuses produc-

(1) Les questions que je me suis proposé de traiter se rapportent à l'unité de l'art de guérir, au principe fondamental duquel dépendent toutes les lois qui régissent les fonctions de l'économie animale, au préjudice qui peut leur être porté, chaque fois que le principe sera vicié, troublé ou méconnu dans toute espèce de médication.

(2) « Medicina non adeo incerta est, nec adeo levibus, ut vulgo »putant, innixa fundamentis, sed regulis artis, multoque usu confir»matis suffulta est... » (Baglivi, lib. I, cap. I, pag. 6.)

(3) « Ea est affectio veritatis, ut animum hominis reddat docilem, »mansuetum, pacificum, sincerum, nulloque partium studio in di»versa distractum. » (Lebas, maître en chirurgie, censeur royal, etc. Question importante, ou Réfutation des opinions de M. Louis, contre la légitimité des naissances tardives.)

tions ne prend-elle pas plaisir à nous étonner? Quelles merveilles n'a-t-elle pas fait naître et éclater jusqu'à présent à nos yeux? Quels prodiges encore cachés ne peut-elle pas enfanter dans la suite? L'ouvrage des historiens et des commentateurs fabuleux de ses opérations est d'en imposer, il est vrai, au vulgaire crédule disposé à s'enivrer du récit de phénomènes inouis et miraculeux; mais il est aussi de dociles, infatigables et véridiques scrutateurs de ses secrets qui ne font leur récit qu'avec discrétion, sans altération, et qu'après un jugement réfléchi : ceux-ci sont, le plus souvent, les moins accueillis... Si, en échange d'une narration simple et instructive, on les repousse et l'on met eux et leurs écrits indifféremment dans l'oubli, il leur reste du moins la satisfaction d'avoir été les copistes fidèles des actions de la nature, et de savoir qu'on ne peut, sans injustice, leur faire le moindre reproche... Ceux qui ont découvert les vérités les plus utiles ont presque toujours été poursuivis par l'envie. Il y en a eu même plusieurs qui n'ont joui de l'hommage qui leur était dû qu'après avoir succombé sous les traits perfides de leurs ennemis... Tel est le sort des hommes consacrés au public; leur zèle et leur succès sont rarement payés de la reconnaissance de leurs contemporains.

L'homme de l'art n'est que le ministre de la nature; car elle lui indique les voies qu'elle a choisies pour l'expulsion de l'humeur morbifique; elle a ses périodes déterminées pour en opérer la coction, la destination, ou l'assimilation : chacun de ces objets est rempli par des moyens particuliers qu'elle met en usage : le médecin pourrait, à la vérité, déranger la marche qu'elle suit pour arriver à sa fin ; mais il est certain qu'alors les malades en seraient les victimes. Toutes les ressources de l'art ne sont que *des imitations de celles de la nature*... Il faut convenir cependant que si cette mère bienfaisante a le pouvoir de guérir, à peu de chose près, les maladies aiguës, il est au moins très rare qu'elle le fasse sans être secourue.

Les progrès que les sciences physiques et chimiques ont faits depuis un demi-siècle, les précieuses découvertes que font chaque année les sciences anatomiques et physiologiques ne peuvent manquer d'amener d'utiles changemens dans l'exercice de la médecine.

La méthode à suivre dans le traitement des maladies consiste à connaître la marche de la nature, et à la seconder ; à écarter les obstacles qu'elle rencontre ; à suppléer à l'insuffisance de ses moyens de salut ; à être prudent et circonspect dans l'administration des substances médicamenteuses, ainsi que dans l'emploi des autres moyens de traitement ; mais de n'agir et de ne faire qu'en temps opportun.

Les médecins doivent s'attacher à savoir distinguer le genre, l'espèce et l'efficacité des secours nécessaires, afin de pouvoir être en mesure de répondre au vœu de la nature, chaque fois qu'elle ne trouve pas dans l'organisme du malade la puissance de réaction nécessaire pour triompher de la cause du mal.

Les découvertes se multiplient, les hypothèses font place aux faits pratiques, les idées systématiques ne sont plus admises que pour ce qu'elles valent ; la médecine s'élève donc majestueusement sur des fondemens plus solides : fille du temps et de l'expérience, chaque jour elle s'enrichit par l'accumulation progressive des découvertes (1).

Celles que nous devons aux travaux anatomiques, aux expériences physiologiques, aux autopsies cadavériques, aux faits pathologiques et physiologiques, ont été mieux observées dans ces derniers temps (2).

La physique pneumatique et la chimie organique assurent à la médecine pratique d'être bientôt une science positive et un art plus salutaire qu'elle ne l'a été par le passé. Nos prédécesseurs surent constater les faits, en déterminer la nature, en reconnaître l'identité et les analogies. Plusieurs d'entre eux ont entrevu le principe fondamental ; les explications les jetèrent dans la région des inductions, et celles-ci les forcèrent d'avoir recours à des raisonnemens métaphysiques dont nous n'avons plus besoin aujourd'hui.

L'analyse de chacun des cas de chirurgie et de ceux de

(1) Les plus utiles et les plus précieuses ont été faites dans ces dernières années.

(2) Les blessures, les lésions, les altérations pathologiques du cerveau, de la moelle épinière, des nerfs, de leurs divisions sont indiquées dans un état particulier placé à la suite des tableaux.

médecine soumis à une rigoureuse investigation et à une exploration minutieuse m'a donné les moyens de procéder à l'examen de leurs causes, de leurs effets et de leur nature, d'étudier les phénomènes dépendant ou procédant des unes ou des autres; de me rendre compte de l'action des médicamens, et de juger celle de la salutaire intervention de la nature ou de la thérapeutique.

Les résultats obtenus dans les services de mes collègues et dans ceux dont j'ai été exclusivement chargé m'ont procuré un nombre considérable de pièces de conviction, qui m'ont mis dans la possibilité de conclure en faveur ou contre les méthodes diverses de traitement des maladies. L'opinion et la conviction me sont donc acquises que dans l'exercice auprès des malades, et dans l'enseignement, tout médecin doit apporter de la sagacité, du savoir, beaucoup d'expérience, de prudence et de réserve dans ses paroles, dans ses actions, et surtout dans ses écrits.

L'énumération des faits et l'interprétation des conséquences qu'ils manquent rarement d'entraîner après eux, forcent de remonter jusqu'au principe représenté en pathologie par la cause; car sans la connaissance des causes des maladies, la médecine serait problématique ou conjecturale, et son exercice nécessairement empirique.

Le principe de la vie procède d'une force majeure ou puissance dont la nature merveilleuse nous est encore inconnue : elle se manifeste par des phénomènes normaux caractéristiques de la santé ou par des phénomènes anormaux symptomatiques de lésions de fonctions, et quelquefois d'altérations organiques. La transition qui s'opère est quelquefois lente et progressive; elle est plus communément prompte, continue et parfois intermittente. Il serait difficile d'expliquer comment les choses se passent : il ne faudrait cependant pas désespérer d'y parvenir. Plus les travaux anatomiques et physiologiques feront de progrès, plus aussi on pourra se rendre compte des moyens de guérison.

Les divers états par lesquels l'homme passe depuis sa naissance jusqu'à sa mort amenée par la décrépitude, ne pourront être jugés convenablement par le médecin qu'autant qu'il aura fait des études plus approfondies de l'organisme ainsi que des lois qui en régissent les fonctions (1). Nous n'ignorons pas que le principe de toutes sensations et de toutes les actions réside dans les nerfs (2); mais que les effets en sont modifiés suivant leur origine, les centres nerveux avec lesquels ils correspondent, et surtout d'après l'intégrité plus ou moins grande des organes.

Les recherches les plus minutieuses au sujet des diffé-

(1) Ce serait m'écarter de mon sujet que d'entrer dans des explications physiologiques, beaucoup plus savamment développées que je ne pourrais le faire par MM. les physiologistes modernes.

(2) Des recherches et des découvertes importantes viennent d'être faites au sujet des fonctions du système nerveux; des dissertations savantes s'en sont suivies. Du conflit des opinions ont jailli plusieurs

rens modes d'action, de réaction et d'exécution des fonctions intellectuelles, organiques, et de celles de reproduction, les rapports qui sont établis entre elles, au moyen des nerfs correspondant directement ou indirectement à l'un des centres communs, ont besoin d'être faites et suivies de plus en plus...

Lorsqu'en physiologie et en pathologie on aura admis comme une vérité fondamentale et comme un principe dont il n'est plus possible de s'écarter, que les nerfs sont les conducteurs des sensations et les agens des divers modes d'action, il sera facile de comprendre :

1° Que les observations des maladies recueillies au lit des malades, ainsi que les monographies auxquelles elles auront servi de texte, de commentaires et d'interprétation, pourront être considérées comme de précieux monumens ;

2° Que les statistiques des malades et des maladies avec l'exposé comparatif, les terminaisons heureuses ou malheureuses, et surtout les autopsies cadavériques, constituent essentiellement les dogmes les plus vrais sur lesquels on puisse asseoir son jugement.

Comme règles de conduite à tenir dans la théorie, ainsi que dans la pratique, mais plus encore dans la rédaction d'un traité élémentaire de pathologie et de thérapeutique,

éclaircissemens. Les discussions sont terminées; mais les inductions n'ont pas été assez concluantes : elles seront sans doute pour le plus grand avantage de la science et de l'art de guérir.

ces divers documens me paraissent de nature à jeter le plus grand jour, et comme susceptibles de ménager des succès à tous les praticiens qui croiront devoir ne pas s'en écarter... A quelle méditation ne faut-il pas avoir pu se livrer, afin de pouvoir distinguer chacun des objets qui apparaissent à nos sens ; ce que les uns ont de positif, en même temps de rationnel et de commémoratif ?

Le talent et le grand art des descriptions exigent, ainsi que je l'ai dit précédemment, une finesse de tact et une rectitude de jugement qu'il importe d'acquérir à force d'expérience... En médecine pratique, l'expérience est le fruit de longs travaux entrepris et soutenus dans l'intérêt de l'humanité : elle s'acquiert, mais elle ne se donne pas. Vouloir marcher à la lueur du flambeau de l'expérience d'autrui, ce serait vouloir s'exposer à commettre sans cesse de graves erreurs : c'est sans doute pour cette raison que le divin Hippocrate a qualifié l'expérience de l'épithète de *fallax*.

De l'observation et de l'expérience, le raisonnement, les principes fondés sur des faits, les conséquences qui en dérivent viennent ensuite éclairer le jugement ; et celui-ci n'admet que ce qui lui est démontré être positif. Lorsque l'on résout les questions d'après les principes, il suffit d'être logique pour arriver au vrai et au juste ; car l'on sait d'où l'on vient et où l'on va ; on marche d'un pas ferme et assuré...

Nota. Le vrai n'est jamais sans le juste, et *vice versà ;*

le premier est un principe, et le cachet du principe est d'être incontestable en toutes choses; l'homme sans principes (le moral surtout) sacrifie souvent un grand bien pour un petit intérêt du moment.

. . . .

La localisation des maladies est généralement admise aujourd'hui comme un fait principal dont la théorie doit s'emparer.

Ce fait est d'une importance d'autant plus grande que de lui à la cause et de celle-ci aux effets l'argumentation est complète, et le principe logiquement démontré.

Les preuves en sont en ce que toute cause de maladie ayant en elle-même une propriété d'action spéciale et exclusive, son lieu d'élection se trouve déterminé; or, comme toute action est suivie d'une réaction toujours conforme au siége du mal, la conséquence se déduit de la nature des phénomènes au siége, et du siége à la cause; non seulement il n'y a qu'un pas de l'un à l'autre, mais il suffit de le franchir pour reconnaître que tout s'enchaîne, tout se lie dans la nature de l'homme, et dans celui des phénomènes de son existence intellectuelle et organique.

Quelle que soit la dénomination que l'on voudra bien donner à la puissance conservatrice de l'existence intellectuelle qui régit l'homme moral, et au principe qui anime tous ses organes, il est impossible de ne pas admettre que la force vitale est à l'organisme animal ce que la force de cohésion est en physique, et celle d'agrégation en chimie. Le principe vital se trouve dans toutes les parties de l'organisme, mais à des degrés différens, et sous diverses nuances, proportionnellement aux perceptions à recevoir, à l'action à produire et aux réactions. Celles-ci se rapportent à l'harmonie qui doit exister dans l'exécution des fonctions à remplir par le moral, ou *sens interne* (1), ou par le physique, ou *sens externe*.

Lorsque le principe vital a abandonné nos tissus, ainsi que cela arrive dans la gangrène sénile chez les vieillards, ils deviennent la proie des lois physiques et chimiques. Si l'abandon s'étend des tissus aux orgnes principaux, tels que le cœur, le cerveau, les poumons, ou bien qu'il n'y ait qu'interruption momentanée de la puissance vitale, les cas sont graves; ils exigent de prompts secours. Dans l'apoplexie, la paralysie, l'asphixie, les congestions sanguines, les fièvres pernicieuses, les névropathies adynamiques, ataxiques, etc.; l'heure fatale est près d'arriver,

Après avoir signalé l'application des causes, celles des propriétés inhérentes aux systèmes, aux tissus et aux organes, l'étude approfondie des phénomènes naturels et de ceux contre nature ou morbides, j'ai reconnu, avec tous les physiologistes, qu'il existe dans l'homme un principe ou force qui domine ou qui peut se trouver accidentellement dominé.

Ses sentinelles sont les nerfs du premier ordre, ses

(1) Il faut rallier, dit Bossuet, la physiologie humaine à la morale.

agens sont ceux du second ordre, enfin il en est d'un troisième et d'un quatrième ordre, qui président à la sureté, à la conservation de l'individu.

Ces diverses fonctions n'étant pas les mêmes, il devient facile de comprendre qu'ils ne sont pas tous passifs des mêmes faits, que les uns sont hors d'atteinte ; tans qu'il est d'autres causes qui troublent les fonctions de quelques subdivisions des systèmes nerveux, et subsidiairement des systèmes, des tissus, des organes et des fonctions vitales ou organiques. En physiologie pathologique, il ne suffit pas de savoir que telle ou telle chose peut être ou devenir une cause de maladie, mais bien comment et pourquoi il peut en être ainsi. La physique pneumatique et la chimie organique sont dans bien des cas susceptibles de nous l'apprendre. Ce n'est pas ici le lieu de faire des citations et de fournir des preuves. J'ai rapporté des faits en indiquant les causes : le principe se trouve ensuite développé, ainsi que toutes les conséquences qui en dérivent, dans l'examen physiologico-pathologique de chacun des cas des maladies consignées dans cet ouvrage.

Puisqu'il existe une sorte de spécialité dans les causes capables de donner naissance à des phénomènes morbides, il faut, de la part des tissus, des systèmes et des organes, une prédispositiou et une sorte d'aptitude pour que ces causes puissent y occasionner des changemens.

Le mode d'investigation pour les découvrir demande beaucoup de justesse de la part du diagnostic, et une grande profondeur de raisonnement au sujet du pronostic à porter : les difficultés augmentent et l'embarras du praticien devient très grand chaque fois qu'il doit faire usage des moyens thérapeutiques capables de rétablir l'ordre et l'harmonie des fonctions lésées; s'il existe des altérations organiques dans les viscères contenus dans les capacités, le médecin se trouve placé dans une position d'autant pénible, que ces sortes de maladies offrent moins de ressources et d'espérance, surtout s'il a été appelé à une époque avancée de la maladie.

L'observation et l'expectation raisonnées furent admises par Hippocrate, comme les règles à suivre dans l'exploration des phénomènes morbides et de leurs effets ; il croyait que la médecine ne devait intervenir que conformément aux lois de la nature, et pour la seconder...

Oubliant tout ce qui était dû de respect à Hippocrate. en jetant le ridicule sur sa doctrine, *Asclépiade* réduit la science du médecin à la recherche et à la connaissance des causes des maladies; il établi sa pratique sur la théorie : il pense que par ses soins et par des remèdes, le médecin doit avancer la guérison, et se rendre maître du temps. Plus expérimenté, il eût été sans doute moins absolu. (1)

(1) Je n'ai pas à passer en revue tous les auteurs et tous les systèmes qui se sont succédé ; mon intention est simplement de faire pressentir par avance que depuis Hippocrate jusquà nous, les hommes marquans ont fait des efforts incroyables pour réduire en principe, en doctrine et en dogme la théorie de la médecine, sans

Malgré les découvertes qui ont été faites dans tous les âges et par toutes les nations, le médecin, instruit par les erreurs des siècles précédens ainsi que par celles qui se sont propagées de nos jours, ne doit tenir aucun compte du renversement des idoles de l'antiquité, de l'obstination des alchimistes, de la présomption des cartésiens, de la hardiesse des mécaniciens, de l'extravagance des autocrates, de la domination des uns et des prétentions ridicules des autres.

Il faut savoir gré aux anciens de tout ce qu'ils ont fait dans l'intérêt de la science et de l'art; il faut aussi convenir que nous devons aux siences naturelles, à la physique, à la chimie, à l'anatomie et à la physiologie des notions acquises sur la production des beaux phénomènes de la vie.

En physiologie, nous savons qu'un principe dont la na-

avoir pu y parvenir malgré tous les désirs qu'ils en avaient. D'autant les praticiens seront circonspects dans l'exploration, et réservés dans l'administration des médicamens, d'autant ils se tiendront en garde contre les attraits séduisants des systèmes, qu'ils épureront la masse des faits, qu'ils en rassembleront un plus grand nombre, et qu'ils acquerront davantage d'expérience, plus ils feront faire à la médecine pratique de véritables progrès. Avant les précieux travaux qui ont été faits en anatomie physiologique, et la consignation des phénomènes offerts par la physiologie pathologique, les faits du ressort de la chirurgie s'expliquaient en partie; mais tous ceux du domaine de la médecine étaient obscurs et ils ne se prêtaient à aucune démonstration.

ture intime ne nous est pas encore révélé, préside à l'exécution des fonctions organiques : ses lois, ses agens, ses actes, nous pouvons les apprécier. Le plus léger embarras apporté dans le libre exercice des fonctions intellectuelles et morales, physiques et organiques, donnent naissance à des phénomènes morbides particuliers. Quelques-uns sont graves, d'autres plus graves encore; il peut s'en rencontrer de tels que la mort arrive quelquefois assez promptement.

Les nerfs transmettent à l'ame les sensations intellectuelles et perçues ; aux organes appartiennent l'action, l'exécution, la puissance. C'est par le ministère des nerfs que la vie s'entretient...

Les causes des maladies, leurs phénomènes et les effets sympathiques concommitans semblent se jouer de nos raisonnemens, et déjouer toutes nos combinaisons. (1) L'embarras augmente et l'indécision ne peut manquer de

(1) Tous les blessés qui furent conservés au Val-de-Grâce en 1814 se trouvaient atteints du typhus noscomial.

Toutes les nations ensemble conjurées s'étaient ruées sur la France ; toutes y envoyèrent des blessés. Le typhus en moissonna un grand nombre. Dans l'intérêt de l'instruction de mes disciples et de mes collaborateurs, j'ai fait réunir par section de nation et chaque malade dans l'ordre progressif du nombre et de l'intensité des accidens. Le journal des observations recueillies par les officiers de santé de 3e classe et par les surnuméraires, parmi lesquels se trouvaient beaucoup de capacités, formèrent un nombre de monographies comparatives d'autant précieuses, que, bien qu'elles offrissent des rapprochemens à cause de la nature de la maladie et de celle

s'emparer du jeune praticien (je n'entends parler ici que des cas rares et des circonstances difficiles), car entre les mains du médecin observateur et expérimenté, ce qui a été profitable ou nuisible *à juventibus et lædentibus*, ainsi que l'exprimaient si bien les anciens, est facilement saisi et jugé. Cependant cette imitation sur laquelle Hippocrate a fondé sa doctrine immortelle, pourrait-elle, aujourd'hui, nous suffire? Non, sans doute; car si la philosophie et la physique ne lui portaient secours et assistance, comment pourrions-nous la distinguer essentiellement de l'empirisme aveugle?

Pour l'empirique, ce qui frappe ses sens, ce qui a été avant lui, ce qu'il a vu faire, lui suffit; mais la conclusion que l'homme instruit sait en tirer se réduit et résulte des circonstances de la nature et de l'art, parcequ'il sait que le grand système de la machine et de la nature humaine est allié à une faculté pensante : il sait qu'il existe un ensemble, une réciprocité d'action dont il faut connaître la

des blessures, le *modus faciendi* ne fut et ne pouvait être le même à cause de l'idiosincrasie. Les divers moyens de traitement y furent donc subordonnés. Pour l'homme qui juge par ce qu'il voit, qui n'a pas été dans le cas d'avoir beaucoup observé et de réfléchir encore davantage, la conclusion toute naturelle qu'on semblait en droit de tirer, c'est que la médecine devait être conjecturale, puisque les malades guérissaient, quoique avec des médications diamétralement différentes, surtout chez ceux du nord : Allemands, Polonais et Russes, les stimulans ; les Italiens, Espagnols et Portugais, les antiphlogistiques.

correspondance des divers organes et de leurs dépendances mutuelles. Il porte toute son attention sur les divers conducteurs du principe de la vie et sur l'influence qu'ils exercent, soit entre eux, soit sur la totalité de l'économie animale...

INDUCTIONS ET RÉFLEXIONS.

Aux prolégomènes qui précèdent et qui servent de texte aux considérations, générales sur l'utilité des tableaux synoptiques des maladies; se trouve réuni celui de la statistique des malades entrans, sortans, guéris ou morts pendant vingt-cinq ans dans l'hôpital militaire du Val-de-Grâce (1).

Ces pièces prouvent en faveur de l'unité de l'art, et pourquoi, dans son exercice aussi bien que dans toutes les études des sciences qui en dépendent et s'y rattachent, l'humanité exige qu'il ne soit fait aucune séparation

(1) Ce tableau est tracé et confectionné de manière qu'au premier coup d'œil et sans beaucoup de recherches, on peut s'assurer de l'excellence ou des dangers des divers modes de traitement auxquels on a eu recours.

en thérapeuthique, toute division ou toute distinction de chirurgie et de médecine portant atteinte à l'humanité et à la considération de l'une et de l'autre. Ces considérations sont d'une importance majeure.

Les indications consignées dans les tableaux des maladies observées dans mon service au Val-de-Grâce, y sont classées dans un ordre méthodique : 1° d'après les causes qui les ont produit ; 2° le siége du mal ; 3° sa nature et ses effets... Je ferai remarquer, par avance que, parmi les causes des maladies, les unes sont évidentes et pour ainsi dire, palpables, tandis qu'un grand nombre d'entre elles échappent à nos sens matériels, pour se décéler par des phénomènes et par des effets dont les uns sont propres à la nature du mal, les autres sont rationels et conformes aux causes capables de les produire, en outre, des signes pathognomoniques dont l'expérience seule est apte à juger, font connaître la cause, le siége et la nature de toute maladie, sans que l'on puisse s'y méprendre.

En publiant, en 1826, quelques considérations d'après les recherches que j'avais faites, 1° sur les études tant premières que secondaires et spéciales, auxquelles le médecin a besoin de se livrer, 2° sur l'exercice d'un art qui exige autant de sacrifices que celui d'aider la nature à opérer les guérisons des maladies, mon intention a été d'essayer de détruire par des faits matériels et par des preuves irrécusables les opinions systématiques. Il m'a fallu préalablement établir des principes généraux et particuliers, afin d'en déduire de salutaires conséquences médico-pratiques, et avoir des faits nombreux à donner comme des garanties de mes assertions. Ce n'est donc pas sans des motifs puissans et sans de justes raisons, mais afin de les appuyer sur des faits faciles à vérifier, et afin de faire connaître la cause d'entraînement *des autres*, que j'ai choisi comme sujet de thèse, celle des maladies qui a le plus de connexions avec le principe fondamental d'argumentation. Elle a été désignée et dénommée par les auteurs, d'après les phénomènes et les signes les plus évidens qui y ont été observés, *la sueur* et *l'éruption miliaire.* Cependant, ces deux faits ne constiuent pas le caractère, non plus que tous les autres phénomènes qu'on y observe, puisque la plupart de ces derniers se rencontrent généralement dans toutes les maladies dans lesquelles les systèmes nerveux sont plus ou moins influencés... J'ai donc entrepris de tracer une monographie de l'affection nerveuse, ou névropathie de la suette miliaire, considérée comme une conséquence pathologique de lésions produites dans les fonctions des irradiations nerveuse et dans celles des capillaires lymphatico-sanguins. Dès le début de la maladie, les effets se communiquent de suite aux principaux organes de la circulation, de la respiration, de la locomotion, des sécrétions et des excrétions ; le champ à parcourir m'a paru d'autant plus vaste, que je n'avais pas à traiter abstractivement d'une maladie, mais presque de toutes celles connues sous les dénominations de phlegmasies exanthématiques. Je n'ai point perdu de vue, qu'en raison de ce que les unes ayant leur siége principal dans le chorion, dans le corps réticulaire, ou, pour m'expliquer d'une manière plus élémentaire, dans les systèmes généraux, les diverses modifications à apporter dans le traitement dépendent essentiellement de la nature du système général primitivement et pour ainsi dire particulièrement et non exclusivement troublé dans ses fonctions. Les saignées, dont l'emploi est indiqué dans la petite-vérole, l'ipécacuanha dans la rougeole et dans la scarlatine, sont contre-indiqués dans la miliaire, assez communément. Calmer les spasmes afin de faire cesser l'érétisme, relever légèrement et progressivement, tant au moral qu'au physique, les forces vitales, les excentraliser et tendre à rétablir l'harmonie entre l'action et la réaction, sont les deux choses sur lesquelles l'attention du thérapeute est appelée dans cette insidieuse maladie; si dans le plus court délai, il n'est pas assez heureux d'y parvenir, bientôt des phénomènes et des accidens les plus graves lui feront connaître tous les dangers que le malade court; car sa fin approche à grands pas. Un des caractères de cette maladie, c'est la peur dont le malade est saisi à cause de l'espèce d'anéantissement dans lequel il se trouve.

Nota. Il n'est pas de plus grand débilitant que la peur (mais tout le monde ne le sait pas assez), il n'est pas de cause prédisposante aux maladies, plus forte que la débilitation. L'une et sa compagne inséparable concentrent les forces en les affaiblissant; elles refoulent le sang vers le cœur, les poumons et le cerveau, centres des fonctions vitales. Avec elles, si le terrifié, autrement l'épouvanté ou alarmé ne succombe pas d'asphixie pulmonaire, de congestion sanguine dans un des ventricules d'un cœur qui n'ose et ne peut plus battre, le sang ne peut porter la vie aux organes, y entretenir la chaleur; celui-ci n'envoie plus, ceux là (les poumons) ne reçoivent qu'imparfaitement et incomplétement; ils fonctionnent un peu et très mal. Les sinus de la dure mère se remplissent ; les veines s'engorgent, ainsi que les substances du cerveau dont les fonctions se ralentissent ; il se trouve déprimé d'abord, puis comprimé ; ensuite, si les parois des sinus et celles des vaisseaux sanguins de l'encéphale se rompent, la mort arrive dans un laps de temps très court, laissant après elle tous les signes et toutes les traces d'asphixie, d'apoplexie et de gangrène par anticipation. (1)

Le doute philosophique doit sans cesse tenir le jeune praticien en garde contre les théories systématiques, afin de ne pas s'en laisser imposer par quelques symptômes douteux, par des signes équivoques, même par des accidens consécutifs, quelquefois fallacieux... Dans la miliaire le pouls dont on retire de précieux renseignemens dans

(1) Dans tous les cas de maladies endémiques, épidémiques ou autres, il sera toujours important et fort utile au malade que le médecin remonte jusqu'aux causes premières de la maladie qu'il est appelé à traiter, sans négliger aucunement de rassembler tous les faits qui peuvent éclairer son diagnostic, et engager à conseiller l'emploi des moyens de traitement qui auront été reconnus les plus efficaces.

presque tous les cas de maladies, dans celle-ci, conserve, pendant plusieurs jours, le rythme naturel (1).

Les phénomènes morbides consécutifs de lésions ou

Dans toutes les maladies dont la marche est insidieuse, et aucune ne l'est davantage que la miliaire ; elle exige une grande solicitude de la part du médecin. L'âge, la constitution, le tempérament, le sexe, l'épopue depuis l'invasion, les circonstances qui l'ont précédé, l'état moral du malade, sont autant d'inductions à explorer. Tant qu'à un mode de traitement absolu ou uniforme, il n'est pas possible qu'il puisse en être adopté un absolu, parce que tout traitement doit toujours être subordonné au tempérament du malade, à l'intensité de la maladie et aux complications qui peuvent se rencontrer, etc. Puis ce que nous sommes forcés de reconnaître, que parmi les causes de maladies, les unes agissent du centre à la circonférence, et les autres de la circonférence au centre, que du mode d'action et de celui de réaction résultent des phénomènes morbides caractéristiques ; que de la nature de ces phénomènes, le médecin peut distinguer l'état aigu, subaigu ou chronique ; que tantôt il y a une simple lésion des fonctions ou des altérations organiques ; que tantôt les unes sont réunies aux autres, ce qui complique la maladie en même temps qu'elles aggravent l'état du malade : le mode de traitement à adopter dépend essentiellement de ces diverses circonstances. Mais, dans tous les cas, ce sont toujours les systèmes nerveux qui sont les premiers affectés, c'est donc aussi par eux que commence la salutaire intervenlion de la nature dans la réaction, afin de triompher de la cause du mal. C'est aussi à seconder ses efforts et elle-même que le médecin doit s'attacher de prime abord.

(1) Voyez page 242 *des Rech. phil.* : — Dans la maladie qui a régné épidémiquement en 1832, la peur, l'infection miasmatique les substances alimentaires, les médications extemporanées, ont fait le plus grand mal,

des altérations dans la texture des organes, ne pourraient se concevoir sans admettre l'existence des causes étrangéres à l'organisme, et de sa part, des dispositions facultatives pour en être pathologiquement influencé.

Les anciens admettaient quatre espèces de tempéramens : le sanguin, le bilieux, le pituiteux et le nerveux. La prédominance d'un système sur les autres systèmes généraux explique pourquoi ces quatre distinctions doivent être admises en physiologie, en pathologie; et de quelle utilité elles peuvent être dans le traitement des maladies.

Cette prédominance exerce une grande influence sur la nature des maladies ; elle prédispose à certaines d'entre elles. Les constitutions individuelles n'y sont pas non plus étrangères: les signes, les symptômes, la nature, et même la maladie, son mode de terminaison dépendent souvent de l'idiosyncrasie du malade.

Les tempéramens changent avec l'âge; ils se modifient par l'influence des passions, des climats, des habitudes, de la nourriture, des maladies, et par l'usage ainsi que par l'abus des substances médicamenteuses.

Du sixième septenaire au septième, et même jusqu'au huitième, le tempérament sanguin se trouve remplacé par le tempérament bilieux. Le lymphatique devient essentiellement pituiteux mais le nerveux prime presque pendant toute la vie, il commande les trois autres. (1)

(1) Page 57 à 78, *Traité des Epidémies*. Paris, 1836.

Les maladies, dans l'enfance et la jeunesse, ont généralement leur siège dans la tête; dans la poitrine, à l'époque de l'adolescence : la presque totalité de celles qui attaquent les vieillards ont leur siége dans l'abdomen...

Mulier nata propter uterum, a dit Hippocrate. Dès l'âge de sept ans, le physique et souvent le moral exercent une grande influenee sur l'utérus et *vice versa* sur la physique. Je m'abstiens de parler ici des relations et des phénomènes sympathiques.

Dans toutes les circonstances ainsi que dans toutes les conditions de la vie, le système nerveux joue le premier et le principal rôle. Les maladies peuvent être considérées comme des aberrations dans l'exercice des fonctions : celles-ci appartiennent à la classes des lésions.

Celles qui reconnaissent pour causes positives ou efficientes une ou plusieurs désorganisations dans les tissus, se décèlent par des phénomènes morbides spéciaux caractéristiques des maladies organiques.

Il y a désacord dans les premières, désorganisation et destruction dans les secondes.

Les artères, dans les premieres années de la vie, prédominent : elles sont plus développées que les veines.

Le systéme artériel est au développement, à la réparation de tous les autres, ce que les nerfs sont à l'égard des propriétés organiques, et à l'exercice des fonctions intellectuelles et matérielles. Relativement aux influences nerveuses, sur les fonctions et sur l'accroissement de volume des vaisseaux sanguins, il faut donner quelque attention au mode de circulation particulière dans le crâne et à celui du système mézaraïque et de la veine-porte, source de plusieurs maladies chroniques.

Lorsque la force d'impulsion commence à être moins grande dans le cœur et dans les artéres, que le sang en sollicite moins vivement les parois, que celle-ci perdent de leur élasticité, de leur contractilité organique, les veines se dilatent davantage, elles augmentent de volume, le sang n'y est plus dans une proportion égale à celle que les artères peuvent contenir, tous les organes, toutes les fonctions, la santé et la vie en reçoivent des atteintes. (1)

«La méthode la plus sûre qui puisse nous guider dans » la recherche de la vérité consiste à s'élever par induc- » tion des phénomènes aux lois et aux forces (2). »

Les phénomènes sont des effets dependans de l'organisme et de l'exécution des lois dont la puissance est trans-

(1) Je ne dois pas traiter ici la question sous les points de vue des altérations pathologiques des artères, les ossifications partieiles ou plus ou moins étendues dans l'épaisseur des valvules sygmoïdes, des tumeurs anévrismales, de celles de veines telles que les tuméfactions hémorrhoïdaires, les varices, les ruptures spontanées : j'indique seulement les points de physiologie pathologiques d'une importance d'autant plus grande, que c'est souvent d'elles seules que le praticien peut établr des principes pour l'emploi des moyens de traitement, et qu'il lui est bien facile de justifier celui des saignées copieuses, etc.

(2) *Essai philosophique sur les probabilités*, par M. Laplace, page 258.

mises par les nerfs qui ne sont pas précisément la force, mais qui en dirigent l'emploi.

Je ne connais pas aujourd'hui de sources plus fécondes en résultats heureux pour la pathologie ainsi que pour la thérapeutique, que celles qui leur sont offertes par les savantes découvertes faites par de studieux professeurs. Une plus judicieuse appréciation du système nerveux, une application plus directe des conséquences physiologico-pathologiques, ont déjà jeté un grand jour sur les attributions fonctionnelles qui appartiennent à chacune des divisions des nerfs.

Tout praticien devra être attentif aux travaux et aux expériences magnétiques, électriques, et suivre celles qui ont pour but de reconnaître l'existence du phosphore dans les tissus organiques (1), et de s'assurer des cas dans lesquels le fluide électrique se trouve à l'état positif dans certains nerfs, et à l'état négatif dans d'autres. La chimie organique est appelée à rendre de grands services à la pathologie, et surtout à la thérapeutique.

L'observation attentive et quelques méditations m'avaient prouvé, depuis bien des années, que les altérations dans les grains, par suite dans la qualité des farines et

(1) Traité philosophique des maladies épidémiques considérées sous le rapport des phénomènes morbides produits par le *seigle ergoté*, *le charbon*, *les charençons*, *le maronnage des farines*, et de la nécecsité d'épurer et d'assainir les grains par l'eau et par le feu.

dans la nature du pain dans lequel elles étaient entrées, avaient donné naissance à des accidens maladifs des plus graves, surtout à l'époque de l'invasion des maladies épidémiques.

Les influences métérologiques, celles de la nature des terrains et quelquefois des engrais, n'agissent pas seulement sur les céréales; mais encore sur les plantes fourragères dont les altérations morbifiques donnent naissance ou aggravent presque toujours les phénomènes caractéristiques des maladies épizootiqnes.

En 1836, j'ai publié et fait remettre à MM. les pairs et à MM. les députés un petit Traité de 136 pages d'impression, sur les maladies de grains, sur celles qu'elles produisent dans l'homme. J'ai indiqué 1° comment elles opèrent, pathologiquement, sur les organes; 2° les terribles accidens qu'elles produisent; 3° les mortalités qui en résultent.

La méthode que j'ai suivie dans l'examen des blessures, des lésions de fonctions et des altérations organiques, relativement à chacun des cas de chirurgic, et de ceux de médecine, m'a permis de m'élever, par induction, des phénomènes morbides aux causes, aux forces d'action et de réaction, et de parvenir jusqu'au principe vivifiant.

L'analyse, en s'emparant des faits pathologiques, m'a appris quelle en était la nature, m'en démontra les conséquences, en assignant à chacun la place qu'il doit occuper dans l'ordre nosographique établi par la nature elle-même.

Lorsque ceux recueillis dans les cliniques dont j'ai été chargé, devinrent de plus en plus nombreux, ainsi que les états de situation journaliers, mensuels et annuels, j'ai pensé devoir les employer à la confection des tableaux synoptiques ci-annexés. Les faits qui y sont consignés se rattachent à des principes qui peuvent servir de texte aux raisonnemens, aux démonstrations et à la théorie de la médecine. Avec eux et par eux, reposant sur des faits incontestables, la science médicale rentre dans le domaine des sciences naturelles.

Si ces tableaux des maladies ne sont pas, strictement parlant, les tables des lois de la physiologie pathologique, ils peuvent servir au moins à les interpréter et à s'en rendre compte, d'autant que les causes, les effets et le siège du mal y sont indiqués et mis en regard de chaque affection morbide.

L'analyse, les inductions à tirer des faits pathologiques consignés dans cet ouvrage, les commentaires qu'ils comportent, m'ont ramené et ramèneront toujours ceux qui s'y livreront à un principe fondamental, source de toute vérité.

La place assignée à chaque fait pathologique m'a paru aussi absolue que le fait lui-même, et la cause qui l'a produit; puisque j'ai pu en constater la nature, l'identité et les analogies (1).

(1) Chaque affection morbide et plusieurs monographies se trouvent placées immédiatement après le nécrologe des personnes

Tous les phénomènes de la vie de l'homme, soit en état de santé, soit en état de maladie, dépendent d'une puissance insaisissable, dont les merveilles échappent encore à notre faible intelligence et à nos interprétations. *O quantùm admirabilia sunt testimonia Domini !* Je me suis abstenu d'interpréter, mais j'ai observé et j'ai étudié attentivement la marche de la nature, dans la production et dans la succession des phénomènes pathologiques. Je n'ai jamais perdu de vue qu'il faut que l'homme soit considéré sous le rapport moral ou intellectuel et sous le rapport physique ; que l'un et l'autre ne peuvent se soustraire à l'empire des lois, 1° divines ; 2° généralement à celles humaines ; 3° enfin à celles de la nature souvent prodigue envers lui. Les sources fécondes de ces dernières semblent devoir se découvrir à notre intelligence, au moyen des minutieux travaux anatomico-physiologiques, des découvertes faites par l'anatomie pathologique qui a précédé de beaucoup les interprétations physiologico-pathologiques, parce que les travaux névrologiques et ceux de la chimie organique ne font, pour ainsi dire, que commencer.

Dans nos organes, la présence du phosphore soupçonnée plutôt qu'entrevue, ainsi que les inductions à tirer des puissances électriques, magnétiques et galvaniques,

qui ont succombé par suite de lésions mécaniques ou d'altérations organiques du cerveau ou de ses dépendances ainsi que des diverses sections des nerfs.

ont trouvé et elles trouvent encore un très petit nombre d'enthousiastes, mais un très grand nombre d'indifférens, et quelques expérimentateurs judicieux.

C'est pourquoi je m'en suis tenu au positif. Dans la recherche et dans la collection des faits pathologiques, j'ai commencé par les blessures les plus simples, de même que par les indispositions les plus légères, pour, de proche en proche, arriver aux cas les plus graves et aux maladies les plus dangereuses. J'ai exploré avec non moins d'attention et de sollicitude les divers effets produits par les médicamens sur les tissus, sur les organes, sur les fonctions; j'ai cherché à me rendre un compte fidèle et surtout exact des modifications apportées dans les propriétés vitales, par chaque espèce de traitement, consécutivement à l'action dircte, indirecte ou sympathique, suivant la spécificité médicamenteuse des substances, soit minérales, soit végétales ou animales, chimiques, galéniques, même toxiques.

J'ai joint à chaque série des affections pathologiques un nombre plus ou moins grand de monographies particulières, et un plus grand nombre encore d'observations de maladies recueillies par nos jeunes collaborateurs pour lesquels elles furent d'utiles occasions de se perfectionner dans l'art d'observer les phénomènes morbides et dans celui plus difficile de savoir en triompher par une salutaire intervention thérapeutique.

Chaque fois que j'ai eu la douleur de perdre un de mes malades, l'autopsie cadavérique est venue compléter l'histoire de la maladie pour laquelle je lui avais prodigué les soins que son état réclamait. Il n'est pas une seule autopsie cadavérique qui n'ait été profitable car, soit qu'elle confirme le diagnostic et le pronostic, soit qu'elle les infirme ainsi que le traitement ; l'autopsie cadavérique instruit en même temps qu'elle rectifie le jugement du praticien et le met en garde contre de nouveaux écarts.

Je ne me suis pas occupé des doctrines anciennes non plus que des nouvelles ; ce sont les faits que je soumets à un judicieux examen.

Fondé sur des faits, la pathologie se lie à la thérapeutique dont elle est aussi inséparable que la physiologie l'est de l'anatomie.

L'influence des causes morbifiques sur les organes suppose et permet d'admettre des propriétés physico-chimiques dans les unes et des propriétés sensitives et vitales dans les autres.

Les premières ne peuvent exercer une influence pathologique sur les secondes, que dans des circonstances et dans des conditions voulues par la nature,

Les effets qui résultent de l'action et de la réaction, donnent naissance à des phénomènes morbides conformes à la nature des causes et aux dispositions physiques des propriétés des systèmes, tissus et organes affectés.

J'ai dirigé mes recherches vers un but principal, celui de m'assurer s'il ne serait pas possible aux praticiens de tirer de salutaires inductions médico-pratiques, 1° d'après les connaissances acquises sur les causes, le siége, les effets de la maladie et la nature du mal; 2° suivant l'action, la réaction et la salutaire intervention de la nature médiatrice; 3° relativement au choix et à l'emploi des moyens de traitement des blessures et des maladies. Car, de deux choses l'une : ou les médecins sont autorisés par l'expérience à admettre des spécialités dans les maladies, ou ils ne le sont pas. Dans la première hypothèse, la spécialité entraîne comme une conséquence naturelle la spécificité dans le *modus faciendi* à opposer aux affections morbides. Dans ce cas que devons-nous penser du principe posé et admis par Pitcairn : *Une maladie donnée et étant connue, trouver le remèdc?*

La spécialité pathologique et la spécificité thérapeutique n'étant pas des mots vides de sens ; quel serait celui qu'il est permis d'y attacher? Je n'oserais trancher une question aussi importante, car elle embrasse la pathologie et la thérapeutique, en même temps qu'elle se rattache à deux points de fait et de droit, objets principaux de mes recherches, des observations cliniques que j'ai rassemblées, et de quelques succès que je crois pouvoir y rapporter.

M. Pinel, après avoir rejeté cette proposition comme tout à fait problématique, et sans y substituer absolument la sienne, dit: *Une maladie étant donnée déterminer son vrai caractère, et le rang qu'elle doit occuper dans un tableau nosograhique ?*

A ces deux propositions, ne pourrait-on pas ajouter celle-ci... *Une maladie étant donnée*, ne doit-on pas, de la connaissance et de la juste appréciation des phénomènes qui la caractérisent, remonter jusque, 1°, aux causes qui l'ont produite; 2° à la nature de ces mêmes causes; 3° en raison des propriétés dont celles-ci sont pourvues et qui leur sont inhérentes, reconnaître les tissus, organes et fonctions influencés, troublés et intervertis? Du siége que le mal occupe, arriver à cette induction toute naturelle, que l'on serait en droit de tirer de la spécialité de la maladie, trouver les remèdes spécifiques (1)?

La spécialité qu'on pourrait désigner sous la dénomination d'idonéité de chaque espèces de causes pour telle ou telle fraction des nerfs, peut se concevoir, lorsque dans les mêmes circonstances on a pu se convaincre des effets morbides. Mais comment la contagion, dans certains cas, l'infection dans d'autres cas, sont-elles parvenues à produire des phénomènes maladifs constans, et pour ainsi dire identiques à leur nature, et analogues à ceux précédemment observés? Quels sont donc les propriétés, le mode de perception, d'action et de réaction des causes et des influences sur les tissus? Ne semblerait-il pas, d'après ces diverses phénomènes observés, que la physiologie pathologique se rapporte à deux faits ou principes généraux? En prenant comme point de départ et d'argumentation la perception et la réaction, si ensuite l'on pose en principe

(1) C'est ce que je tâcherai de démontrer au sujet des propriétés médicamenteuses. Pour plus amples documens, voir depuis la page 1 à la page 41 des *Recherches philosophiques*.

que le siége du mal sera invariable chaque fois que la cause qui doit le produire n'aura pas varié de nature; que les effets seront identiques à ceux précédemment observés dans le concours de circonstances semblables; il devra en résulter un corps de doctrine capable de guider le praticien, et le maintenir dans les voies des lois de la nature dont le médecin est le ministre, l'interprète et l'exécuteur : *Malorum depulsor fidusque sanitatis comes.* Les professeurs de médecine ne pourront manquer de transmettre à leurs disciples des principes puisés dans la nature et indiqués par ses lois.

Le précepte, la leçon et l'exemple soutenus par la démonstration et par toute argumentation logique, rendront l'enseignement moins long plus facile et plus fructueux : toute confusion entre les phénomènes naturels et les phénomènes pathologiques rendue impossible, l'art se trouvera établi sur une base inébranlable.

Les succès et les revers, les avantages et les dangers des théories et de la thérapeutique, soit systèmatique soit empirique ; l'examen des faits morbides comparés entre eux d'après les conséquences dont ils ont été suivis, les inductions à tirer des calculs de la sévère justice et de la puissance des chiffres, sont autant de moyens d'investigation que les maîtres et les élèves doivent se procurer avant d'adopter les opinions, et les erremens des novateurs. Une des choses les plus importantes, c'est la distinction à faire de la maladie , et du malade relativement au traitement. Souvent la maladie, bien que la même en apparence, réclame un traitement tout à fait opposé chez l'un et chez l'autre malade.

Ce n'est pas tout encore; les praticiens ne pourront jamais apporter trop de prudence, de réserve et de circonspection dans l'emploi des substances offertes comme médicamens d'un effet héroïque.

L'action sur les nerfs, sur les organes principaux, le cerveau, le cœur, le poumon, l'estomac, soit directe, soit indirecte, c'est-à-dire par une sorte de réflexion ou réaction d'ébranlemant, ou de stupéfaction, exigent la surveillance de fait et de conscience.

Les sciences médicales, une fois affranchies des vieilles erreurs et dépouillées de toute conjecture, s'avanceront d'un pas ferme, assuré et progressif.

Les succès obtenus dans la pratique stimuleront de plus en plus le zèle et le dévouement des médecins.

L'enseignement prendra un plus grand essor et une meilleure direction; le but qu'il se propose, entrevu dès le début dans la carrière, sera facilement et utilement atteint.

Unis d'intention et de volonté les maîtres et les élèves mettront beaucoup d'ordre, en suivant une méthode naturelle et logique, dans l'exploration et dans l'interprétation des phénomènes morbides. Les inductions et les conséquences qu'ils seront amenés à en tirer seront en tout conformes aux intentions et aux volontés de la nature médiatrice.

Plus de confiance, parce qu'elle sera mieux fondée, sera

accordée à l'emploi des moyens thérapeutiques, d'autant que l'on sera convaincu davantage des effets salutaires qu'ils produisent sur les organes.

Au principe vital se trouvent réunies dans l'homme la puissance intellectuelle, l'action du moral sur le physique, dont les effets ne doivent pas être méconnus par le praticien, quelque cachés qu'il puissent être.

Il faut être appellé par une sorte d'inspiration, être doué de qualités particulières, d'une grande aptitude et avoir reçu de la providence divine des dispositions en quelque sorte surnaturelles, lorsqu'on se destine à l'exercice de l'art de guérir; car l'humanité exige impérieusement qu'on s'y livre et qu'on s'y adonne d'esprit, de cœur et d'ame.

« Les médecins se trouvent revêtus d'un véritable sa-
» cerdoce pour conserver le flambeau sacré de la vie, pour
» être les direteurs et les dispensateurs des dons de Dieu
» (de ceux les plus précieux, la santé et la vie) et des puissances secrètes qu'il a placées dans la nature pour le bien
« de l'humanité....

» Respectez (ajoute Hufeland) toujours la dignité de
» l'art, et faites-le respecter des autres.»

(1) Manuel de Médecine, page 99.

DISSERTATION MÉDICO-PRATIQUE.

> Les découvertes les plus utiles à l'humanité ne ne peuvent s'opérer qu'à l'aide de l'observation et de l'expérience.

La médecine pratique est un art certain qui a ses axiomes infaillibles, il ne s'agit que d'étendre davantage sa certitude et de diminuer ses ténèbres : c'est à quoi on ne parviendra jamais par les disputes des écoles, par les combinaisons par les systèmes, par les hypothèses; il n'y a que l'expérience traditionnelle et personnelle qui puisse faire un bon médecin.

Laissant de côté toutes les théories fondées sur des hypothèses; ce n'est que par l'observation la plus attentive, qu'il est possible de se soustraire aux dangers que les systèmes ne manquent jamais d'entraîner après eux.

Les premiers médecins de l'antiquité se sont contentés d'observer, avec une grande attention, les phénomènes des maladies sans se mettre en peine d'expliquer comment ils étaient produits; mais ils s'appliquaient en même temps à chercher les remèdes les plus efficaces; sans entreprendre de se rendre raison de leurs effets : ils croyaient que des observations exactes et de bons remèdes étaient beaucoup plus utiles que tous les raisonnemens qu'on pouvait faire.

La famille des Asclépiades qui subsista pendant plusieurs siècles et qui seule durant tout ce temps là, posséda, pour ainsi dire, en propre l'exercice de l'art de guérir, n'eut pas d'autre manière de pratiquer; et si les sophistes ne s'en fussent pas mêlés dans la suite; peut être nous n'aurions pas eu toutes les vaines théories qui ont défiguré notre art. S'il importe beaucoup plus de connaître la pratique d'un médecin consciencieux que celle d'un grand nombre d'autres praticiens; il importe bien davantage, encore lorsque la pratique d'un médecin est fort différente de celle de tous les autres; d'en savoir la raison et d'en connaître les résultats; parce qu'il arrive quelquefois que les hommes les plus savans se trompent en se laissant entraîner par leur préjugé en faveur d'une opinion particulière (1).

(1) En parlant de la décadence de la médecine, Bacon, qui était un excellent juge en toutes sortes de sciences, raisonne ainsi... « Primum est in intermissio diligentiæ illius Hippocratis, utilis ad modum et accuratæ, cui mox erat narrativam componere casuum circa ægrotos specialium, referendo qualis fuisset morbi natura, qualis medicatio, qualis eventus. Istam proinde constitutionem medicinalium narrationum desiderari video, præsertim *in unum corpus* cum diligentiâ et judicio digestam. Quam tamen non intelligo ita fieri debere amplam, ut planè vulgata excipiatæ, nec rursus tam angustam, ut solummodo mirabilia complectatur. Multo

Quelques soient les nombreux et les puissans efforts que l'on fasse pour se perfectionner dans les sciences médicales et dans la pratique ; on ne peut manquer de rencontrer de grandes difficultés qui ne doivent pas refroidir le zèle et détourner de ce qui peut être avantageux aux malades.

Il est certain que la médecine est encore susceptible de subir quelques réformes et de faire de nouveaux progrès.

Il n'est pas dans l'intelligence humaine, dit un auteur, de se laisser absorber ou éteindre sur des faits matériels : l'intelligence, c'est la liaison d'une conséquence à son principe, d'un effet à sa cause, c'est le rapport des parties au tout : comprendre c'est coordonner l'intelligence, c'est donc l'ordre, et la loi la plus haute de l'ordre ; c'est l'unité... C'est aussi, vers la constitution de cette unité, que les efforts de l'intelligence s'appliquent dans toutes les œuvres humaines ; là se trouve sa gloire : cette vérité répandue par la philosophie dans tous les temps et mieux entendue dans le dernier siècle, a été transportée dans l'étude de l'histoire, ainsi que dans celle de la physiologie psycologique.

L'histoire n'a plus été une succession d'événemens pris

» enim in modo rei et *circumstantiis* ejus nova sunt, quæ in ge-
» nere ipso nova non sunt. Qui autem ad observandum adjiciet ani-
» mum, et etiam in rebus quæ vulgares videntur multa observatu
» digna occurrent... Baco *de Augm. Scient.* Lib. IV, chap, 2. »

au hasard; mais une collection de faits soumis tous à une première loi qui les commande et les explique. Cette loi de l'humanité, quelques grands génies l'avaient cherchée déjà : Bossuet l'avait vue dans la religion, Montesquieu dans la législation, Voltaire dans la philosophie, Vico, Herder, Tenneman, Turgot, Condorcet se sont attachés à des pensées plus ou moins exactes mais dont la dernière, devenue générale, est la féconde doctrine du progrès indéfini de l'humanité... dans la médecine pratique, c'est une grande et belle pensée que de reconnaître toute la puissance que l'ame exerce sur la force morale et sur les forces physiques; et de pouvoir suivre le mode de développement des phénomènes morbides, d'en prévoir les résultats, d'en calculer toutes les conséquences et de s'affranchir des hypothèses.

Considérée dans son ensemble, l'étude de la médecine comprend celle des mœurs, des usages des habitudes : la sollicitude du médecin doit embrasser toutes les classes, toutes les professions, tous les genres de maladies... Des plans d'études médicales subordonnés aux opinions de leurs auteurs, presque toujours dominés eux-mêmes par le désir de se faire les chefs d'une secte particulière, ont plutôt retardé les progrèsde la médecine, qu'il ne les ont secondés; aussi sommes nous forcés de remonter jusqu'aux auteurs qui ont adopté la méthode d'Hippocrate et jusques à ce divin maître pour trouver une doctrine naturelle.

Ce n'est pas une chose facile, médiocre, et commune,

que de connaître ce qui mérite d'être observé et de savoir établir un ordre méthodique et naturel dans la classification des observations que l'on a recueillies.

« Si un médecin n'a pas un grand amour pour sa pro-
» fession, s'il n'est pas en même temps un homme de
» probité et de génie, il ne peut paraître étonnant que
» son esprit s'égare, ou s'il manque d'intelligence qu'il
» marche sur les pas des autres médecins sans se mettre
» en peine de chercher hors de la routine qu'il suit, ce
» qui peut servir à perfectionner son art (1). » Il est indispensable que tout médecin se livre à l'étude des dé-découvertes faites par les modernes, car celui qui ne les connaîtra pas fera toujours une pauvre figure en médecine. et *a fortiori* celui qui les méprisera : Celse remarque fort judicieusement, à cet égard, que quoiqu'il y ait bien des choses qui, a proprement parler n'appartiennent pas à l'art lui-même, elles lui sont cependant d'un grand secours en ce qu'elles servent toujours à étendre l'esprit de l'artiste ; ainsi, quoique cette étude de la nature des choses ne fasse pas un médecin ; elle le rend néanmoins plus propre à l'exercice de la médecine (2).

Si cette maxime est indubitable, il est certain aussi,

(1) Clifton. De la médecine ancienne et moderne, pag, 175.

(2) Quanquam multa sint ad ipsas artes propriè non pertinentia tanren eas adjuvant, excitando artificis ingenium, itaque ista quoquè naturœ rerum contemplatio, quamvis non faciat medicum, aptiorem tamen medicinæ reddit.

que les observations régulières et judicieuses ont été plus utiles à la médecine, que toutes les théories et que toutes les découvertes qui ont été faites jusqu'à l'époque d'Herman Boërhave. Cet auteur illustre a su tirer un grand parti des découvertes nouvelles dont il s'est servi heureusement, telles que des expériences physiques, chimiques, des progrès de l'anatomie physiologique, ainsi que de la parfaite connaissance qu'il avait prise des ouvrages des anciens.

Baglivi, dans son traité sur l'utilité et sur la nécessité des observations régulières et judicieuses, comme préférables à tout, dans l'art de la médecine, nous a laissé des règles fort belles sur ce sujet. Depuis Hippocrate, aucun médecin ne paraît avoir eu plus de sagacité ni avoir mieux connu le cours et le pouvoir de la nature dans la cure des maladies, quoiqu'il soit mort avant l'âge de quarante ans : Baglivi s'appliqua principalement à l'observation, qui fut toujours son étude favorite tant qu'il vécut, en quoi il a surpassé tous les modernes; c'est ce que l'on remarque dans ses livres *De fibrâ Motrice et Morbosâ*. Que son génie tendait vers l'avancement de la médecine par le moyen de l'observation et de l'expérience. C'est en suivant cette même méthode que Sydenham semble avoir rendu plus de services à la médecine que tous les autres médecins anglais ensemble. « S'il y avait eu, seulement, un petit » nombre de médecins de ce genre depuis le temps » d'*Harvey*, dit *Clifton*, je ne doute aucunement que la » médecine ne fut sur un autre pied qu'elle n'est; et il

» ajoute : Les preuves que nous avons eues de l'insuffi-
» sance des théories, doivent nous inspirer une juste es-
» time des anciens, et nous rendre plus judicieux à l'a-
» venir dans nos observations, afin de nous convaincre de
» plus en plus que la médecine ne peut se perfectionner
» que par l'observation.

» Les dernières théories supposent à la vérité beaucoup
» de génie ; elles ont même été appuyées d'autorités di-
» gnes de considération ; mais, parce qu'elles n'étaient
» pas fondées sur la nature, elles se sont trouvées défec-
» tueuses, et l'art qu'elles devaient perfectionner, suivant
» l'intention de leurs auteurs, n'en est devenu que plus
» conjectural aux yeux du vulgaire toujours avide de
» ce qu'on lui offre comme nouveau. Toutes les fois
» qu'un auteur se détourne de la route qui seule peut
» conduire au vrai ; il tombe infailliblement ; car, entre la
» théorie et la pratique, il y a bien de la différence. »
Quelque savant que soit un médecin, il est impossible que sa pratique soit bonne et heureuse si la théorie qu'il a adoptée l'empêche d'être extrêmement attentif aux symptômes, surtout dans les maladies aigues : dans celle-ci, et même dans les affections chroniques, il existe des phénomènes particuliers qui ne peuvent être méconnus, sans qu'il en coûte la vie à un malade à qui on aurait pu la sauver. C'est pourquoi *Celse* a observé à la fin du deuxième chapitre du second livre, « qu'il y a des choses
» si particulières à quelques personnes, que si l'on néglige
» d'y faire attention il est bien difficile de voir l'issue de la

» maladie (1), d'où il conclut qu'un médecin pourra de-» venir célèbre par la théorie, mais qu'il ne deviendra » jamais un grand médecin sans l'observation dans notre » art, dont elle est pour ainsi dire la base. » L'observation est la partie la plus importante, la plus difficile et la principale. C'est peut-être la seule raison pour laquelle nous avons un si petit nombre d'ouvrages dignes d'être lus. Parmi ces derniers, on remarque avec distinction ceux que nous ont légués les auteurs qui se sont adonnés en même temps à l'exercice de la médecine et à la pratique des opérations chirurgicale (2).

Les peuples, appréciant les services rendus et la dignité de l'art de guérir, décernèrent l'apothéose à la chirurgie dans la personne d'Esculape (3).

La chirurgie n'a jamais eu besoin ni de prôneurs, ni ni d'apologistes, elle existait depuis sept cent cinquante ans (4), lors qu'Hippocrate prit le soin de classer les faits

(1) Sunt quidam proprietates homium sine quarum motitiâ non, facitè quid quam præsagiri protest.

(2) Voir l'histoire de la médecine, par Leclerc, et plus particulièrement l'essai d'une histoire pragmatique de la médecine par Kurt Springel, traduit sur la deuxième édition par Charles-Frédéric Gaiger membre de plusieurs sociétés savantes Paris, mois de déc. IXe année de la républ.

(3) Pline, sect. histor. natur. lib. 29, cap. 1.

(4) La Grèce, dans le siècle de Périclès, était à l'apogée de sa gloire, Hippocrate, par sa naissance et son amour pour sa patrie, l'illustra par son immense érudition et par son désintéressement.

des maladies et d'en déduire des propositions générales, de fonder des dogmes abstraits, d'ériger les matériaux en corps de science. Tant de titres lui méritèrent le nom qu'il conservera toujours, celui de Père de la médecine, et de Fondateur de l'art de guérir.

La médecine, telle que l'on a voulu et que l'on voudrait encore la faire, en la séparant de la chirurgie (1), ne peut aisément se comprendre d'abord, car la nature de la plupart des faits qui s'y rattachent, se dérobe à nos sens matériels. Si, dans la suite de nos études, de nos efforts et de nos profondes méditations, ils deviennent accessibles à notre intelligence, ce ne peut être qu'à la faveur des connaissances fournies par les cas de pathologie externe, et par une sorte de rapprochement comparatif de ceux-ci avec ceux mentalement réservés, je ne dis pas par la médecine, mais par les médecins.

La secte des philosophes, des grammairiens, c'est ainsi que l'on appelait ceux que nous nommons aujourd'hui des gens de lettres, et des sophistes, attaquèrent les ouvrages d'Hippocrate, qui y répondit (2).

Depuis Hippocrate, et même encore de nos jours, la diversité des opinions sur l'exercice de l'art de guérir s'est

(1) La loi de prairial an III sur l'enseignement et sur l'établissement des écoles de santé, à Montpellier, à Strasbourg et à Paris, avait mis fin aux rivalités jalouses, pour n'admettre que celles du zèle, du savoir et des vertus.

(2) Voyez son traité ou le livre qui a pour titre : De l'art de la médecine... *De Arte*.

opposé et s'opposera toujours à ses progrès, et renouvellera sans cesse l'argument le plus puissant contre la réalité de l'existence de la médecine interne, puisque les exclusifs se mettent dans le cas qu'on leur dise : qui nous répondra que les guérisons que vous vous attribuez sont l'effet de la médecine et non pas celui de la nature?

Cette diversité d'opinions médicales, après s'être ralentie pendant quelques temps, s'est renouvellée malgré les efforts des écoles de Montpellier, de Paris, et la tendance de l'enseignement vers la réunion de la science et de l'art, afin de faire disparaître l'assertion commune que la médecine n'existe pas comme science pratique (1).

(1) « Une chose affligeante, c'est que la médecine a des ennemis » dans son sein, qui médisent de la science jusqu'à la calomnie afin de » faire mieux ressortir leurs découvertes (*). Ils ne font pas attention » qu'ils se nuisent à eux-mêmes, et qu'en dépréciant la médecine » mère, celles qu'ils veulent lui substituer ne seront pas plus con- » sidérés que l'ancienne.

» C'est ainsi que me paraissent avoir agi des novateurs qui ont » cherché à bouleverser la médecine pratique dans ce siècle. Ils ont » réussi, au moins dans certains lieux, quoique nous ne nous en » soyons guère ressenti dans celui-ci etc. »

Leçons de physiologie par Lordat, page 14; après avoir parlé des novateurs il ajoute page 19: « Plusieurs hommes recommanda- » bles ont formé le projet de faire voir que, malgré la diversité des » formes et la différence d'un assez grand nombre d'opinions, la » science était identique à toutes les époques. Qui se soucie aujour-

* On pourrait citer entre autre quelques *homœopathes*.

Dans l'état actuel des connaissances fournies par la physique de l'homme et de la physiologie, que les causes et les effets des lésions ou des altérations soient ostensibles même palpables, ou que les causes ainsi que les effets des maladies soient occultes pour nos sens matériels, mais seulement aperçus par notre intelligence ; les uns et les autres n'en sont pas moins soumis, et, pour ainsi dire, justiciables des lois générales de l'organisme physiologico-pathologique.

S'il était possible que la pathologie, dite externe, et la pathologie interne fussent mises en dehors des connaissances et des sciences dont nous avons fait précédemment l'énumération, on n'aurait dans le chirurgien qu'un mécanicien sans principe, qu'un routinier sans jugement, et dans le médecin qu'un empyrique aveugle : mais, grace à Dieu, il n'en peut être ainsi avec les méthodes thérapeutiques, les plus étendues; les moyens les plus efficaces, les tables de mortalité et de maladies comparées; l'art de calculer les probabilités des événemens de la vie humaine ; la science de la causalité qui permet de déterminer les cas où les événemens ont dû arriver par les causes ordinaires et ceux où elles ont dû arriver par des causes extraordinaires, soit accidentelles, soit artificielles. L'art de guérir ne peut manquer de faire de grands progrès..... Une fois d'accord sur les principes et sur les règles à suivre dans la

» d'hui, d'une foule de prétentions anti-médicales ou malveillantes
» qui ont eu de la vogue et que quelques années suivantes ont em-
» portées ? »

pratique, la considération ne sera pas que personnelle, elle sera générale et pour tous, parce que tous auront su la mériter.

En médecine, la pensée et l'action dirigées vers la théorie et celle-ci vers la pratique, elles doivent avoir toutes pour but la guérison des malades; mais comme tant et tant de voies différentes ont été ouvertes, il ne peut paraître surprenant que le plus grand nombre des praticiens ayent fait fausse route..... Indiquer aux élèves la meilleure à tenir, y amener ceux qui s'en seraient écartés, tel a été et tel devra toujours être le premier devoir des maîtres (1).

Les inductions que j'ai pu tirer des principes établis dans les prolégomènes et des faits énumérés d'après ceux classés dans les tableaux de statistique médicale, m'ont conduit à des démonstrations philosophiques d'une telle évidence qu'il ne peut exister de distinction aucune entre la science et l'art, en un mot qu'ils sont indivisibles (2).

(1) Tout en respectant les opinions; tout en reconnaissant qu'en médecine une hypothèse n'est digne d'intérêt et d'attention qu'autant que l'auteur qui l'a émise rend hommage aux faits, qu'il les connait et qu'il les respecte assez pour qu'on puisse trouver dans son hypothèse quelque ressemblance entre la réalité et la supposition ainsi qu'on pourrait la rencontrer dans celle du mécanicien dont les sectateurs sont *Descartes*, *Bellini*, *Pitcairn*; je n'ai pas cru devoir m'y arrêter non plus qu'aux nouvelles doctrines...

(2) Quoiqu'il soit toujours bon de combattre l'erreur il faut cependant, ne pas rappeler des maux dont on n'offrirait pas la gué-

L'unité et la conformité d'opinions vers lesquelles doivent tendre tous les moyens d'enseignement et d'exercice pratique fondés sur des principes certains, sur des conséquences rigoureuses et sur d'heureux résultats, ne manqueront jamais de faire ressortir les vérités fondamentales de l'art de guérir. C'est donc à elles seules qu'il faut s'attacher, les chercher et s'en éclairer chaque jour et de plus en plus, d'autant que les intérêts de l'humanité éveillent l'attention et provoquent toutes les sympathies.

rison, s'assurer d'abord des moyens certains de la procurer il faut que les idées fausses que l'on se propose de combattre soient détruites avant de procéder à la découverte d'une idée vraie. Les lumières intellectuelles ne suffisant pas toujours. Le guide le plus sûr auquel on doit s'attacher pour ne pas s'égarer, c'est celui des belles âmes, l'amour de l'humanité, car c'est lui qui échauffe le cœur du médecin, ainsi que la passion du vrai et du beau crée l'artiste et le poëte.

DISSERTATION MÉDICO-PRATIQUE.

S'il était donné à l'homme d'embrasser distinctement d'une seule vue la vérité tout entière, la philosophie aurait eu bientôt rempli son œuvre; mais la réflexion dans sa faiblesse ne marche qu'à l'aide de l'analyse (1); si elle s'arrête, les hypothèses surgissent.....

L'observation et l'expérience en médecine, s'exercent sur des faits dont la connaissance transmise par les sens, provoque la réflexion. La réflexion ne pouvant de suite apercevoir la vérité dans une série d'actions matérielles qui se succèdent ou se reproduisent, l'espace et la durée ramènent l'esprit à une idée d'unité et au besoin de distinguer la puissance du moral sur le physique et *vice versa*. Pour se former une idée sur une maladie, le médecin ne peut en prendre de positive qu'autant qu'il se sera livré plus longtemps et plus fréquemment aux plus profondes méditations sur toutes les parties du grand ensemble de l'art de guérir.

(1) Celle relative au diagnostique est la plus difficile de toutes, parce qu'elle exige le plus de conception intellectuelle et de perspicacité de réflexion, surtout d'expérience et de jugement.

Mais l'esprit humain se fatigue aisément, il aime mieux souvent abandonner le tout pour s'approprier une partie (1), il préfère celle qui lui semble sourire davantage à son imagination, à ses goûts, quelquefois à la paresse et presque toujours à sa vanité. Lorsqu'on se persuade tenir la vérité tandis que l'on n'en tient qu'une partie, le jugement s'arrête et l'esprit se jette dans les hypothèses.

L'ordre didactique que je me suis proposé et que j'ai suivi dans mes études, dans ma pratique, dans les cours que j'ai été chargé de faire et dans mes écrits, m'a puissamment servi et fortifié dans mes convictions en faveur de l'unité de l'art de guérir.

De raisonnement en raisonnement, de réflexion en réflexion, avant de m'engager trop avant dans la pénible carrière des sciences médicales, j'ai longtemps cherché un guide, j'ai cru, et je crois encore, l'avoir trouvé dans la méthode hippocratique; je l'ai donc adoptée, je m'y suis irrévocablement attaché, sans jamais négliger de profiter et de faire profiter mes collaborateurs des progrès que les temps ont fait faire à la médecine pratique.

Il est aisé de conclure, d'après ce qui est précédemment exposé, que la médecine chez les anciens était une science tout aussi avancée qu'elle pouvait l'être lorsque l'anatomie, la physiologie et les autres parties accessoires étaient peu connues et à peine cultivées; cependant ses attributions étaient déterminées ainsi que ses lois et sa méthode

(1) C'est ce qui fait que les spécialités ont beaucoup de vogue.

logique. C'est ce dont on peut se convaincre en consultant les ouvrages de Thémison, d'Arété, de Gallien, de Celse, de Cœlius, Aurelianus, d'Alexandre de Trulles, de Paul d'Egine. Ces derniers ont soutenus la doctrine d'Hippocrate.

Gallien forma une secte opposée à celle d'Hippocrate. Asclépiade fut atoniste, Thémison fonda son système sur la constriction et sur le relâchement, *stritum et lexum*, tonicité et atonicité. Du temps de Celse, ainsi qu'il nous l'apprend lui-même, dans son traité *De Rere Medicâ*, les médecins étaient déjà partagés en trois sectes : les dogmatistes, les empyriques, les électiques ou méthodistes.

Plusieurs siècles après Hippocrates, Galien commenta les doctrines de ses prédécesseurs ; ses vastes connaissances lui donnèrent une célébrité d'autant plus grande, qu'il formula d'avantage et qu'il fut le plus grand de tous les polypharmaques. Son traité intitulé : *De usu partitium*, mérite de fixer l'attention des pathologistes.

Quel qu'ait été la dissidence des opinions parmi les anciens médecins, avant le siècle de barbarie, l'observation portant sur tous les genres de maladies, ils en appelaient à l'expérience pour le traitement des malades, soit blessés, soit atteints de toute lésion ou altération organique quelconque.

La théorie, la science et l'art ne faisaient qu'un pour eux, c'est-à-dire, qu'ils les confondaient dans le même code de doctrine et de devoirs envers l'humanité. On ne peut s'empêcher d'éprouver un sentiment de surprise et d'admiration pour les anciens chaque fois qu'on les compare aux modernes. Entre les premiers et les seconds, se sont écoulés des siécles de barbarie, pendant lesquels la médecine à dû être réduite à un empyrisme aveugle.

Nous devons à quelques médecins arabes (1), aux ouvrages échappés à l'incendie de la fameuse bibliothèque d'Alexandrie et transportés à Cordoue, où fut fondé en Europe la première école de médecine (2), la plus grande partie des connaissances que nous possédons sur l'état de la médecine chez les anciens. L'esprit d'observation, les explications galéniques et péripatéticiennes, distinguent particulièrement le génie médical des auteurs Arabes.

A l'époque de la renaissance des lettres, des sciences et des arts, les obstacles apportés aux travaux anatomiques et aux expérimentations physiologiques, empêchèrent l'art de guérir de marcher d'un pas égal vers les pro- progrès que ces derniers pouvaient seuls lui faire faire. Pendant cette longue enfance, ou plutôt cette aveugle dépendance de la médecine, c'est-à-dire, que chaque fois que l'enseignement, ainsi que l'exercice de l'art de guérir, ont été ou qu'il se trouveraient séparés, l'unité étant rompue, l'analyse n'a pu et ne pourrait encore s'exercer que sur des fractions de la théorie et de la pratique. Les connaissances qu'elles fournissent sont vagues

(1) Hali Abbas, Rhazes, Avicenne, Avenzoar, Averrhoës et Albucasis.

(2) Au VIIIe siècle, l'école de Salerne date du XIe siècle et celle de Montpellier de la fin du XIIe siècle.

et toujours incomplètes; ainsi donc, la conjecture des opinions n'éloigne pas seulement de la vérité et du positif, mais elle entraîne après elle les conséquences les plus graves en thérapeutique. Les plus grandes difficultés que les élèves, les praticiens, et même les professeurs de médecine rencontrent, proviennent : 1° de ce qu'on n'est pas encore parvenu à pouvoir s'entendre sur les principes; 2° qu'il n'y a rien de fixe; 3° d'arrêter, d'adopter à-peu-près généralement; ainsi que cela existe pour les autres parties des sciences physiques, chimiques et naturelles.

Tant que ces quatres dernières furent elles-mêmes peu avancées, que l'anatomie et la physiologie n'étaient pas parvenues à ce sommet qu'elles ont atteint; l'unité de pensées et d'action fut impossible; mais aujourd'hui les humoristes, les solidistes, et les vitalistes ne pourraient ils s'entendre, se faire des concessions, desquelles résulterait une fusion utile à la science, salutaire à l'humanité souffrante, qui n'a été que trop souvent victime des dissentions médicales?

Le galénisme a prédominé jusque vers la fin du XVIe siècle; Paracelse, ainsi que tous les illuminés a brillé pendant quelques temps; les idées extra-naturelles (1) sur lesquelles il fondait sa doctrine, furent renversées de fond en comble par la découverte de la circulation; par les raisonnemens de Sennert et par le principe sur lequel Van-Helmont fonda ses opinions physiologiques, et l'explica-

(1) Lastrologie, les talismans, la cabale.

tion qu'il donna de l'empire sous lequel sont produits tous les phénomènes de la vie ; il se jeta dans des abstractions métaphysiques qui ruinèrent l'édifice (2) qu'il eut la volonté d'élever à la science. L'étude approfondie de l'influence des causes dans la production des effets ou phénomènes normaux ou anormaux, prouve en faveur de l'observation et du raisonnement, et ils donnent à Van-Helmont des titres à notre estime. On pourrait regarder Stalh comme sectateur de Van-Helmont ; ses raisonnemens fondés sur l'animisme sont mieux posés, les inductions qu'il en tire moins absolues (1). Sydenham et Baglivi, dont j'ai déjà fait mention précédemment (2), en ramemant l'étude et l'exercice de la médecine à l'observation, à l'expérience et au raisonnement, doivent être regardés comme les continuateurs d'Hippocrate (3). Les écrits de ce grand homme prouvent qu'il exerça l'art de guérir dans toutes ses parties : son traité sur les maladies des os, celui sur les plaies de tête, contiennent plusieurs observations qui décèlent un génie supérieur en chirurgie théorique et même pratique.

Celse, en comparant la théorie avec la pratique de la médecine chez les Grecs, traça en même temps le ta-

(1) Presque tous les auteurs qui ont été chefs de sectes ont ruiné eux-mêmes leurs propres ouvrages pour avoir tiré des inductions trop absolues et avoir fait des applications trop générales de faits particuliers à ceux de toutes les maladies.

(2) Barthez, Chaussier et Bichat ont plus d'un d'un point de contact comme partisans du vitalisme, avec Van-Hellmont et Stalh.

bleau de leur chirurgie. Paul d'Egine a enrichi la chirurgie chez les anciens de beaucoup d'inventions et de divers modes de traitement.

Vésale, en secouant le joug du galénisme et celui des écoles, de plus, aidé par des connaissances en physique, il fit prendre à la chirurgie cet essor qui l'a conduit depuis, de découvertes en découvertes, et de succès en succès; mais l'époque à laquelle les hommes les plus instruits cumulèrent les premières fonctions et y réunirent celle de la médecine, laissèrent l'exercice de la chirurgie à des hommes vulgaires; alors et pendant la longue suite d'années que cet état de choses subsista, la chirurgie se trouva déchue de la considération qui doit lui appartenir. Mais, lorsque se relâchant des rigueurs cléricales, on accorda à ceux qui exerçaient la médecine de se marier, les médecins rentrèrent dans la société, et les chirurgiens comprirent qu'il leur fallait rivaliser de science et de talent. Il se forma parmi eux deux classes. Ceux qui furent désignés sous la dénomination de chirurgien de robe courte et en ceux de robe longue. Un collège fut établi. Tant que la jalousie ne s'y mêla pas, la rivalité fut utile et profitable aux deux parties : or, quels en ont été les résultats? la fusion. Espérons qu'elle se consolidera de plus en plus, tant pour le mode d'enseignement que pour celui de l'exercice. Puisque l'art est un, et que toute division ne peut que porter préjudice à l'humanité, il faut qu'il ne puisse être divisé dans aucune des parties qui le constituent.

Résumons-nous, et reconnaissons que dans les temps modernes : 1° Qu'en chirurgie, les auteurs les plus recommandables sont : Ambroise Paré, Fiabrice d'Aquapendante, Marc-Aurèle, Séverin, Pinaut, Jacques de Vigo, Guy de Chauliac (1). Tous les siècles le cèdent cependant au XVIIIe siècle, à cause de l'importance des principes qui ont été établis, et des erreurs ainsi que des préjugés qui ont fait place à la vérité ; 2° que dans des temps plus rapprochés Palfin, Dionis, Duvernay, Solingen, Lafaye, Elie Col-de-Villars, Lapeyronie, Polt, Pouteau, Cheselden, Louis, embrassèrent toutes les parties de l'art de guérir ; les uns les traitèrent systématiquement, les autres dirigèrent toute leur attention sur divers points ; 3° que dans ces derniers temps, Dersault, Deschamps, Choppart, Bell, Sabatier, Boyer, Larrey et le célèbre chirurgien Dupuytrein, ont reculé par leurs longs et pénibles travaux, les limites de la chirurgie. Son prédécesseur Pelletan fut le Cicéron de la chirurgie par son éloquence orale, Dupuytren posséda au suprême degré l'éloquence de la main.

Les utiles changemens qu'elle a éprouvés depuis moins d'un siècle, les progrès immenses qu'elle a faits permettent de la considérer comme renouvellée en très grande partie.

La possibilité de donner les leçons de chirurgie en mettant les faits sous les yeux des élèves, rend cette branche

(1) L'histoire regarde avec raison Guy-de-Chauliac comme le restaurateur de la chirurgie ; il vécut dans le XIVe siècle.

de l'art de guérir d'une démonstration facile, peu accessible aux écarts de l'imagination et du charlatanisme. L'étude et l'exercice de la chirurgie offrent un avantage immense en ce qu'ils servent d'introductions à la médecine. Les phénomènes morbides qui sont spécialement du domaine de la première, sont pour la plupart évidens; mais, par les conséquences ou effets pathologiques qu'ils déterminent, ils servent pour ainsi dire de flambeaux qui jettent un plus grand jour sur les causes ocultes des affections morbides médicales.

Les moyens généraux que la chirurgie emploie pour arriver à la guérison d'une lésion ou d'une altération produit mécaniquement, l'usage de ces mêmes moyens généraux, elle les subordonne aux inductions que lui fournit la physiologie pathologique; ainsi, physiologiquement, pathologiquement et thérapeutiquement, la médecine et la chirurgie sont unies l'une à l'autre par un grand nombre de points de contact. En outre, n'est-il pas de toute vérité que le talent du chirurgien physiologiste consiste bien plus à rendre inutile une opération, que dans celui de la pratiquer; à guérir une affection chirurgicale par un traitement rationnel, qu'à se servir d'instrumens quelqu'ingénieusement inventés qu'ils puissent l'être?

En médecine théorique et pratique, les auteurs recommandables par la vaste étendue de leur esprit et de leur érudition ont été persuadé que : 1° l'exposition historique et descriptive de toute espèce de maladie; 2° que le tableau des signes et des symptômes qu'ils regardaient comme caractéristiques et indicatifs de la méthode de traitement, étaient identiques, et que la science et l'art se reposaient en eux et sur eux.

D'après l'idée de Sydenham et l'opinion de Boërrhave sur ce même sujet, Sauvage pensa devoir ajouter à l'enseignement de la médecine une quatrième partie, sous la dénomination de nosologie.

Sagar, Linné, Vogel et Cullen ont tracé leur nosologie sur des plans qui ne sont plus à la hauteur des connaissances actuelles. Pour celui qui est déjà versé dans la science de la médecine, ces diverses nosologies ne sont pas sans intérêt et sans quelque utilité réelle, surtout comme objet de comparaison.

La nosographie philosophique est un modèle en ce genre et un ouvrage précieux, en ce qu'il se rattache davantage à l'anatomie générale, aux sublimes travaux de Bichat, à la doctrine de Barthez et à l'impulsion donnée par Bordeu et Pierre Dufouar, mon prédécessur au Val-de-Grâce (1).

(1) Voyez son *Traité des plaies d'armes à feu.*

STATISTIQUE.

—

CONSIDÉRATIONS GÉNÉRALES.

Le livre que j'ai publié à la fin de l'année 1826, n'a jusqu'ici donné lieu à aucune objection sur les principes que je professe ; l'observation qu'on a faite à l'égard des tableaux qui terminent l'ouvrage, dont on conteste moins l'utilité que l'à-propos, n'est pas de nature à engager une discussion sérieuse : puisque présentement on ne saurait contester que toute science ne peut prétendre à ce titre, qu'autant qu'elle se présente, pour le réclamer, entourée du cortége de ses preuves les plus évidentes. Ainsi le prescrit irrévocablement la marche de l'esprit humain. Ce n'est pas d'aujourd'hui que la médecine est appelée à fournir des preuves de cette nature : dans le siècle dernier de savans mathématiciens évaluèrent rigoureusement les opinions des médecins sur la petite vérole et l'influence fatale que ce fléau exerçait sur la mortalité de l'espèce humaine. Le temps, l'inoculation, la vaccine ont mis en évidence, pour tout le monde, les importantes vérités que découvraient alors les savantes investigations des Bernouilli, d'Alembert, Duvillard, Laplace et Condorcet. Rien ne prouve mieux l'utilité du flambeau des sciences exactes, porté dans les sciences qui constituent l'économie politique, que l'assertion de Bernouilli, qui avait calculé qu'en cas où la petite vérole disparaîtrait, toute population, qui pour un million de naissances ne monte qu'à 28,763,000 individus, s'élèverait à 32,256,000. Tels seraient donc aujourd'hui partout les effets de la vaccine, si la pratique de ce préservatif devenait général.

Condorcet avait tellement reconnu l'importance des tableaux d'observations, qu'il avait conçu le projet d'enregistrer les principaux faits qui intéressent l'humanité en les considérant sous divers points de vue; et cela tout en simplifiant le travail du classement sous une forme ingénieuse, au moyen des combinaisons d'un petit nombre de caractères, propres à désigner un objet quelconque parmi un grand nombre d'autres, sans cependant omettre les propriétés qu'on aurait voulu observer; c'est ce que nous apprend l'ouvrage posthume de ce savant, intitulé: *Calcul des probabilités*, page 31. Sans la mort tragique et prématurée de l'auteur, il aurait sans doute développé cette idée mère, qui ne pourrait l'être que par un homme de génie; et dès lors son application serait précieuse pour le naturaliste, le médecin et tout homme qui se livre aux observations dont le recueil peut avoir de l'utilité: il résulterait de cette méthode de grands avantages, sans compter celui de sa brièveté. Mais dans les sciences d'observation, et la médecine est incontestablement de ce genre, l'utilité des tableaux est universellement reconnue: je ne rapporterai en preuve que l'opinion d'un savant, notre contemporain, M. Lacroix, membre de l'Institut, doyen des sciences à l'Université, professeur au collége de France, etc. *Traité élémentaire du calcul des probabilités*, 2e édition, Paris 1822, § 124. Ce n'est pas pour la petite vérole seulement que les médecins ont formé des tableaux d'observations, il y a déjà quelques ouvrages où l'on a suivi cette méthode, la seule qui soit vraiment démonstrative; puisque la médecine ne se compose, en grande partie, que de faits déduits immédiatement de l'observation, qui seule a fait remarquer et a constaté l'effet des remèdes spécifiques le mieux reconnus pour tels. Les efforts de la nature se combinent de tant de manières avec les diverses méthodes curatives, qu'aucune de ces méthodes n'est peut-être entièrement dépourvue de succès, au moins apparens; c'est donc par la comparaison du nombre de ces succès avec le nombre total des maladies traitées suivant chaque méthode, et des maladies abandonnées à la nature (si ce dernier cas pouvait avoir lieu), qu'on doit assigner le mérite relatif de ces méthodes, et répondre aux objections renouvelées sans cesse contre la médecine. M. Pinel et plusieurs autres médecins ont fait connaître les résultats obtenus dans les hôpitaux où se traite l'aliénation mentale. En 1789 William Black, médecin anglais, a publié la seconde édition d'une analyse arithmétique et médicale des maladies et de la mortalité de l'espèce humaine (*An arithmetical and medical analysis*, *etc.*). C'èst par la continuation et l'extension d'un pareil travail que l'on pourra constater irrévocablement si la médecine fait des progrès réels; les hôpitaux, plus nombreux et beaucoup mieux tenus que dans le siècle dernier, offrent à cet égard de grandes facilités.

Dans l'enfance d'une science, les hommes qui s'y livraient et cherchaient à s'en rendre compte imaginèrent ou adoptèrent des systèmes plus ou moins ingénieux, trop souvent fondés sur une hypothèse qui, loin d'être considérée comme telle, était supposée être une vérité démontrée, laquelle, ainsi admise, servait à expliquer les causes des effets observés; et le système était reconnu pour bon aussi longtemps qu'il répondait d'une manière satisfaisante à l'explication du petit nombre de phénomènes qui avaient excité les méditations des observateurs, généralement prévenus et soumis au joug des opinions de leurs maîtres, qui pour eux avaient force de loi. De là vint que les disciples d'Aristote, long-temps après ce philosophe, croyaient encore à son infaillibité et regardaient comme incontestables tous les préceptes dont ils pouvaient dire : « Le maître l'a dit. »

Mais lorsque, par suite du perfectionnement de l'entendement humain, les hommes qui recherchaient la vérité s'habituèrent à ne la reconnaître qu'à l'évidence et à la rigueur des démonstrations les mieux enchaînées, et reposant sur une base incontestable, telles que les axiomes d'où dérivent les plus sublimes vérités mathématiques : les systèmes alors ne furent plus l'arrangement des faits qui se pliaient à l'hypothèse primordiale; mais au contraire, le système devint l'ordre régulier et successif des conséquences tirées des faits évidens, reconnus avoir pour cause le principe primitivement exploré.

Par suite de cette nouvelle méthode, non seulement les sciences s'étendirent, mais elles prirent encore ce type de véracité qui avait été pendant long-temps le caractère exclusif des sciences dites exactes. C'est ce qui fait qu'aujourd'hui les savans de différentes contrées, souvent même très éloignées, partant tous d'un même point d'élévation scientifique, dont la base étendue et solide est irrévocablement constituée sur une vérité démontrée, ne peuvent guère se livrer à la recherche d'une vérité nouvelle sans y parvenir en même temps, en suivant presque les mêmes voies, ou des directions en apparence divergentes à leur naissance, bien qu'ayant un point commun à leurs extrémités opposées, comme ces courbes qui partant de l'extrémité d'un axe commun, dans des directions opposées à leur origine, finissent par se rejoindre sur un autre point du même axe, en venant à la rencontre l'une de l'autre.

Il ne faut donc pas s'étonner aujourd'hui, si des hommes inconnus entre eux, se livrant aux mêmes méditations dans une branche d'art appuyée sur les sciences naturelles (devenues depuis quelques années de véritables sciences exactes), sans avoir pu s'entendre ni se communiquer, se rencontrent cependant au milieu de leurs recherches en faisant la même découverte en même temps. Ce fait arrive journellement dans les arts, et, loin de servir à faire soupçonner l'infidélité ou le plagiat, il n'est réellement, pour l'observateur instruit et désintéressé, que la conséquence même de l'exactitude et de la vérité des principes généraux sur lesquels s'appuient les connaissances acquises par une méthode exempte d'arbitraire et toute fondée sur l'évidence des faits.

Ce sont aussi les faits qui, ayant particulièrement appelé mon attention dès mon début dans l'exercice de l'art de guérir, m'ont engagé à examiner, avec l'attention la plus scrupuleuse, s'il n'existait pas entre eux un rapport tellement intime qu'il devînt possible de reconnaître les causes susceptibles de les produire, soit dans l'état de santé, soit dans l'état de maladie.

En poursuivant de plus en plus les recherches que comporte la physiologie, ainsi que la pathologie, je n'ai pas tardé à m'apercevoir que les phénomènes de la vie de l'homme sain ou malade sont toujours conformes aux causes qui les produisent, aux propriétés dont sont doués les organes sur lesquels elles agissent, et aux relations sympathiques qui unissent ces derniers entre eux.

Dans l'ouvrage que j'ai publié récemment, je n'ai donné

que des résultats généraux; j'ai insisté plus particulièrement sur la mortalité qui a eu lieu dans le service que j'ai dirigé pendant plus de douze ans, parce que mon intention a été d'appuyer les propositions générales que j'ai avancées de preuves qui me paraissent incontestables; mais je sens fort bien, et j'ai bien compris dès lors, qu'un sujet aussi intéressant pour l'humanité et aussi vaste par sa nature que celui que je me suis proposé de traiter, avait besoin d'être fondé sur une base inébranlable, et étayé d'un nombre d'observations capable d'en faire ressortir l'utilité. Déjà quelques réflexions d'une critique obligeante ont répondu à mon attente: c'est dans l'intention d'en provoquer de nouvelles que je crois devoir donner de la publicité aux tableaux des maladies que j'ai observées dans mon service, à l'hôpital militaire du Val-de-Grace, et à la méthode de classification d'après laquelle je crois devoir les présenter, dans l'ordre qui m'a paru se rapprocher davantage des phénomènes morbides (1).

(1) Il est, je le sais, des sciences très différentes entre elles par les objets dont elles s'occupent, qui cependant adoptent un même système de classification. Ce système consiste à faire entrer dans une même famille tous les objets qui ont entre eux un ou plusieurs caractères communs, qui peuvent se représenter par un même signe propre à la famille entière; un second signe, joint au premier, indique chaque membre de la famille pris en particulier, tandis qu'un troisième signe fait connaître les modifications que la famille peut offrir: ces modifications sont elles-mêmes représentées par un quatrième, quelquefois par un cinquième signe, et ces derniers précisent et spécialisent l'objet de manière à éviter toute méprise.

Cette manière d'envisager les sciences en général et chacune d'elles en particulier, ainsi que les objets qui en dépendent, me paraît la plus naturelle; je la crois même susceptible d'être appliquée à la classification

Je n'ai pas été amené à cette classification par des idées systématiques, mais par les preuves que j'ai acquises sur l'action que les causes morbifiques exercent sur les organes, et sur la réaction de ces organes sur les causes morbifiques. Il m'est démontré que les signes ainsi que les symptômes caractéristiques des maladies sont toujours conformes à la manière d'agir des unes et aux propriétés dont les autres sont doués ; ainsi d'après les phénomènes morbides il devient possible de reconnaître la nature du mal, le siége qu'il occupe et les accidens qui en dépendent. Mais pour savoir distinguer par les signes et par les symptômes des maladies le rang qu'elles occupent dans le cadre nosographique, il ne faut jamais perdre de vue les propriétés vitales dont les organes sont doués ; car sans la juste appréciation de ces propriétés, il est impossible de pouvoir se rendre compte des raisons pour lesquelles certains organes se trouvent influencés par telle ou telle cause morbifique, tandis que d'autres organes résistent à l'action de ces mêmes cau-

des maladies qui attaquent l'espèce humaine. Cependant je n'ose encore m'y arrêter irrévocablement, parce que j'ai sans cesse présent à l'esprit que, dans les sciences, les hommes qui par leur position peuvent faire autorité, doivent surtout se garder de prendre pour base d'une théorie quelconque toute idée abstraite ou toute hypothèse hasardée, fruit d'une imagination fertile, d'où serait créée une opinion erronée, adoptée avec enthousiasme et soutenue avec prévention et opiniâtreté.

En médecine pratique surtout, ce sont les faits seuls et rien que les faits bien observés qui doivent servir à asseoir une opinion, et qui peuvent permettre d'en tirer des conséquences médico-pratiques. Ainsi, avant de professer une doctrine quelconque dans les sciences naturelles, il faut avoir beaucoup observé, beaucoup comparé les faits qu'on aura pu rassembler, et s'être souvent convaincu de toute leur exactitude, ainsi que de celle des résultats qui les ont suivis.

ses et sont au contraire passibles de toute autre cause à laquelle les premiers restent étrangers. Ces connaissances entrent essentiellement dans le domaine de la médecine considérée comme science. Ce n'est qu'à la faveur de l'observation la plus attentive qu'elles peuvent s'obtenir et éclairer le praticien, encore faut-il qu'il ait été à portée de rassembler un grand nombre de faits semblables et qu'il les ait recueillis dans des circonstances différentes. Tels sont, suivant moi, les principaux points de doctrine capables de faire sentir ce que la médecine a de positif; en exposant méthodiquement chacun d'eux en particulier, et en faisant ressortir les vérités fondamentales qu'ils recèlent, j'espère parvenir à prouver que l'emploi le plus généralement heureux des moyens de guérison que la médecine met au pouvoir du médecin, est un art salutaire et bienfaisant.

La séméiotique, la symptomatologie, comme moyens d'exploration dans les maladies, conduisent le médecin observateur à un diagnostique rationnel qui lui permet d'asseoir un jugement que les événemens confirment presque toujours. Mais de toutes les branches de l'art de guérir aucune ne présente autant de facilités à errer que la thérapeutique, car dans celle-ci, il est souvent dangereux de céder à l'empirisme, par l'illusion qu'on peut se faire sur les propriétés d'un médicament des vertus duquel on n'aura pas assez cherché à se rendre compte, ou qu'on emploierait d'après l'assertion de médecins fort recommandables d'ailleurs, mais qui les auraient prônés par esprit de système plutôt que par conviction. Lorsqu'en thérapeutique le praticien croit devoir recourir aux moyens que la chirurgie met à sa disposition, c'est alors que les faits étant évidens, les conséquences qui en résultent fournissent des preuves pour ainsi dire palpables et que le principe d'où je suis parti devient d'une démonstration facile.

Personne ne conteste à la chirurgie de tenir un rang élevé parmi les arts ; je me suis attaché depuis long-temps à rassembler les preuves qui peuvent servir à démontrer que le même titre appartient aussi à la médecine. C'est de chacune de ces preuves en particulier et de leur ensemble que j'établirai les principes, les démonstrations, et que je tirerai les conséquences qui parviendront peut-être à convaincre même les plus incrédules de la certitude de la médecine (1).

C'est par des preuves et par des raisons démonstratives, et non pas par l'incertitude et par l'obscurité de la supposition, qu'on parvient à se former des idées fixes et invariables sur la nature de l'homme et sur les différentes manières dont son organisation morale et physique peut être affectée. Dans la théorie ainsi que dans la pratique de la médecine, il ne faut donc admettre les faits qu'autant que nos sens ont acquis la preuve de leur existence, ou que notre jugement éclairé par l'observation, par l'expérience et le raisonnement, ne peut les récuser. Ce que les yeux du corps ne peuvent découvrir, les yeux de l'esprit le pénètrent, dit Hippocrate (2).

(1) La médecine subsiste depuis long-temps ; elle a des principes sûrs et un chemin certain ; mais tous ceux qui ont entrepris de parler ou d'écrire sur cette science, et qui ont pris pour hypothèse et pour fondement de leur discours telle ou telle chose qui leur a plu, réduisant ainsi à un ou deux principes les causes des maladies de tous les hommes et de leur mort, se sont trompés manifestement dans la plupart des choses qu'ils ont avancées. (Hippocrate, *de l'Ancienne Médecine*, page 53.)

(2) Hippocrate, *Traité de l'art médical*, page 24.

Dans l'étude ainsi que dans l'exercice de l'art de guérir, le médecin qui s'attache à acquérir des connaissances positives sur la nature des maladies et sur les causes nombreuses capables de les produire, se trouve conduit naturellement à rechercher les influences directes ou indirectes que ces dernières exercent particulièrement sur telle ou telle partie de l'organisation, et il parvient à découvrir comment toute influence contre nature modifie le libre exercice des fonctions et finit quelquefois par altérer les tissus; car toute perturbation de fonction, ainsi que toute altération de tissus, se décèle toujours par des symptômes ou par des signes et quelquefois par les uns et les autres. Lorsqu'à ces notions indispensables viennent s'unir le raisonnement, l'expérience et un jugement sain, exempt de toute prévention, le praticien sait ne faire intervenir la thérapeutique que dans les vues de ramener la nature à son type naturel en l'aidant et en la secondant : ainsi se constitue la réunion de la science et de l'art. Unis l'un à l'autre, leur but commun est la conservation de l'espèce humaine; pour y parvenir, les médecins ont marché dans des routes différentes, aussi s'en sont-ils souvent écartés. Si l'empirisme, si les systèmes, si les doctrines, après avoir plus ou moins brillé, n'ont jamais eu qu'une vogue éphémère, les raisons s'en trouvent dans les illusions de ceux qui les ont adoptés, et dans l'insuffisance ainsi que dans le peu de solidité de la base sur laquelle leurs auteurs les ont assis. Les théories passent, les faits seuls restent: aussi la méthode hippocratique, après plus de vingt siècles, est parvenue jusqu'à nous pleine de force et brillante de succès; si elle est encore la meilleure à suivre, c'est qu'elle n'a rien d'hypothétique puisqu'elle repose sur des faits incontestables.

Chaque doctrine, chaque système, l'empirisme même s'étant toujours empressé de publier hautement ses succès, en ayant soin de taire et de cacher ses revers, n'a pourtant pas manqué de citer des faits. Les statistiques médicales (1) peuvent seules éclairer sur la réalité et sur le nombre de ces faits, ainsi que sur le poids qu'ils peuvent avoir dans la balance des considérations médico-pratiques (2).

L'étude des maladies faite dans les cliniques jette un grand jour sur la route qu'il importe de tenir dans la pratique, parce que l'observation attentive et judicieuse y apprend à connaître les phénomènes morbides. De l'ensemble de ceux qui caractérisent chaque maladie, il devient possible ensuite de distinguer la nature et souvent même de remonter jusqu'à la cause du mal, ainsi que de se former une opinion sur les traitemens employés, d'après les revers et les succès qui en dépendent.

Ce fut donc une grande et belle pensée que conçurent des hommes d'un génie supérieur à la tête desquels nous devons placer Hippocrate, que celle de commencer par

(1) En s'appuyant sur les faits pour prendre son essort, le génie sublime d'Hippocrate ne se trouve nulle part plus éclatant que dans les traités *de Aere, locis et aquis, epidemicæ et prænotiones coax.*

(2) Méfions-nous, dit M. Double, de ces hommes dont l'imagination se perd sans cesse dans les régions des hypothèses; méfions-nous de ces flatteurs adroits, dont le principal mérite consiste à inventer des observations pour accréditer la doctrine de l'homme qu'ils encensent ou pour défendre l'opinion à laquelle ils sacrifient; méfions-nous aussi de cette ardeur inexpérimentée qui, brûlant de la coupable ambition de se faire connaître avant le temps, va sans cesse publiant des faits plus ou moins extraordinaires. (*Revue méd.*, juin 1829; page 436.)

rassembler un grand nombre de faits et de les comparer entre eux, avant de se former une opinion sur les principes fondamentaux ainsi que sur les règles de l'art de guérir.

En faisant concourir les autopsies cadavériques et les statistiques médicales à l'enseignement de la médecine pratique, on finira : 1° par éclairer les idées au sujet des hypothèses ; 2° par rectifier beaucoup d'erreurs ; 3° par lever bien des doutes ; 4° enfin par prouver que la médecine cesse d'être un art conjectural entre les mains de l'expérience consommée.

Comme objet d'utilité publique et surtout comme faisant partie des connaissances médicales, la statistique ne doit pas être restreinte à de simples aperçus sur les guérisons et sur la mortalité ; il faut que par la réunion et par un grand ensemble de faits elle fournisse des renseignemens capables d'éclairer le médecin dans l'exercice de son art. Les faits pris isolément, puis rassemblés en grand nombre, sans jamais être confondus, mais classés dans l'ordre le plus conforme aux causes dont ils dépendent, doivent être offerts dans les tableaux de statistique avec méthode et d'une manière régulère.

Les tableaux de statistique tracés d'après les données générales pourraient servir à composer en quelque sorte une histoire abrégée de médecine pratique dans laquelle les faits reproduits avec vérité cesseraient d'être un objet de mécompte pour les uns, et de vanité pour les autres.

A de plus hautes conceptions doivent sans cesse s'élever la philosophie et la philantropie du médecin. En prenant ces dernières pour règles de sa conduite, il ne perdra jamais de vue que les exigences sont toujours en raison de l'importance de son ministère.

L'historien ne doit pas seulement connaître les faits pour se croire autorisé à les rapporter, il faut encore que par sa position il ait été à même de s'assurer de leur exactitude; car ce n'est qu'à la lueur du flambeau de la vérité qu'il lui est permis d'écrire l'histoire : à plus forte raison la délicatesse et l'importance du ministère du médecin exigent qu'il ait observé, vu de ses yeux ce qu'il raconte ou transmet, que son esprit soit calme, sans passion et sans préjugés.

Telles sont, au surplus, les conditions que doivent remplir et les qualités que doivent posséder ceux qui, dans l'intérêt de la science, de l'humanité, et surtout de la vérité, tâcheront de soulever le voile de celle-ci au profit des deux autres.

Quelque charme que la vérité puisse avoir, son éclat offusque tellement la vue de la plupart des hommes, qu'une sorte de courage devient nécessaire pour entreprendre de la faire connaître. Dans la plupart des circonstances de la vie humaine le public se laisse facilement persuader, et il croit aisément. Les médecins, dans tout ce qui a rapport à l'art de guérir, doivent douter et ne jamais s'en rapporter aveuglément au dire des auteurs, parce que l'intérêt de l'humanité veut qu'il ne leur soit accordé qu'une confiance motivée d'après un sévère examen des faits par eux avancés et d'après l'exhibition de leurs lettres de créance (1).

(1) Dès mon début dans l'exercice de la médecine, je me suis occupé de recueillir celles des observations qui me paraissaient devoir servir à mon instruction et à rendre ma pratique heureuse.

Élève de la fameuse École de Santé et ensuite de l'École-Pratique où je fus envoyé par le *département* de l'Oise, j'y terminais mes études après quatre ans de séjour à Paris, lorsque le système de Brown nous fut

Le traitement des maladies considéré comme objet spécial et la guérison des malades comme le but que doit chercher à atteindre le praticien, il est nécessaire qu'il ne sacrifie jamais à aucune opinion étrangère celle qu'il a pu

importé d'Italie et qu'il s'empara de l'esprit des jeunes gens. Huit années d'études préparatoires et spéciales dans les hôpitaux, dont quatre en province et à l'armée du Nord, me rendaient avide de bons principes et surtout d'une bonne règle de conduite dans l'exercice de l'art auquel j'allais me livrer. Les cliniques que j'avais suivies ne firent que m'attacher davantage à celle de M. Pinel. Cet illustre professeur, aussi bon que profondément instruit, daigna m'accueillir avec l'intérêt d'une bienveillance particulière. La lecture des œuvres d'Hippocrate, dans lesquelles le génie de ce grand homme se décèle pour ainsi dire à chaque page, et surtout dans chacune de ses pensées, me fit connaître, dès lors, tous les dangers qui se rencontrent dans les systèmes, et m'apercevoir de l'imperfection des doctrines. Je pris donc la résolution de m'attacher à l'examen des faits, d'en rassembler le plus grand nombre qu'il me serait possible de rencontrer, de les comparer ensuite entre eux afin d'en tirer des inductions médico-pratiques. La carrière que m'ouvrirent plusieurs concours qui me firent rentrer au service et qui me portèrent de la place de deuxième classe à l'emploi de démonstrateur, multiplia les occasions et les faits, en même temps qu'elle me mit dans le cas d'en recueillir un très grand nombre, après les avoir soumis au plus sévère examen.

J'ai dû à l'estime et à la confiance dont m'honorèrent le chirurgien en chef et les deux médecins de l'hôpital militaire existant alors à Saint-Denis, où j'ai été employé pendant quatre années de suite, d'être fréquemment chargé de l'un ou de l'autre de leurs services et de pouvoir, dans tous les instans, y recueillir des observations que la guérison des malades ou l'autopsie cadavérique de tous ceux qui succombèrent pendant ce laps de temps, me rendirent infiniment précieuses. En effet, elles le furent d'autant qu'à cette époque plusieurs personnes obtinrent du gouvernement l'autorisation de soumettre un nombre déterminé de malades de cet hôpital aux divers traitemens empiriques qui, quoique prônés, ne sortirent cependant pas victorieux des sévères examens auxquels ils fu-

prendre, ni à aucune secte, au préjudice de ce que ses études lui ont appris et de ce que son expérience lui a révélé ; à moins qu'il ne soit forcé de se rendre à l'évidence. Mais pour qu'elle lui soit acquise il faut qu'il ait précédemment

rent constamment soumis, dans l'intérêt des malades et dans celui des progrès de l'art de guérir. Ces dernières circonstances ne contribuèrent pas peu à me rendre circonspect dans l'emploi des remèdes regardés comme spécifiques, à m'empêcher de croire aisément et à me jeter de plus en plus à ce sujet dans le doute philosophique : c'est pourquoi j'ai cru que, généralement, il ne faut admettre en médecine pratique comme positifs que les faits ostensibles et démonstrables. Telles étaient les dispositions dans lesquelles je me trouvais déjà, lorsque je fus envoyé de nouveau en Hollande, d'où, après un an de séjour, nous passâmes en Westphalie. Mon grade me fit donner le service en chef de la chirurgie à l'hôpital d'Osnabruck. Pendant deux ans consécutifs que je suis resté dans cette ville, j'ai saisi avec empressement tous les moyens d'instruction qui me furent offerts.

Les campagnes que l'armée fit ensuite en Allemagne, en Prusse, en Pologne, en Espagne, et les services en chef dont j'ai été successivement chargé, vinrent étendre le cercle de mes connaissances théoriques et pratiques; mais mon expérience se perfectionna surtout pendant les deux années que je passai à Strasbourg.

Les preuves ne me manquaient pas en faveur de l'opinion que je m'étais faite, depuis long-temps, au sujet de l'exercice de l'art de guérir, quoique jusqu'en 1812 où je fus appelé à Paris je n'eusse fait que recueillir des observations et prendre un grand nombre de notes sur les résultats obtenus, suivant les divers modes de traitement adoptés par les médecins avec lesquels j'avais eu l'avantage de me trouver en rapport de service ou de bonne confraternité et d'estime.

Tout ce que j'avais vu, tout ce que j'avais appris dans les cliniques des hôpitaux de Paris, de 1795 à 1798, ainsi que sur les résultats obtenus dans chacun des quatre grands services de chirurgie et de médecine à l'hôpital militaire de Saint-Denis de 1799 à 1802; ceux que ma pratique tant dans cet hôpital que dans celui de l'hôpital civil dont le médecin en

recueilli un grand nombre de faits, qu'il les ait vérifiés et coordonnés de manière à ce qu'il ne puisse lui rester le moindre doute; il faut aussi que dans l'exercice de son art il ne soit jamais exclusif ni absolu. L'érudition d'une part, l'éclectisme de l'autre peuvent bien fournir des règles absolues dans les sciences prises en général; mais en médecine pratique l'expérience et le génie savent très bien que les malades qui se trouvent atteints de la même maladie ne peuvent et ne doivent pas être soumis à un traitement uniforme.

Le grand nombre d'affections morbides de tout genre dont j'avais exploré les phénomènes caractéristiques, les différences apportées par l'âge, les situations, les blessures des militaires tant français qu'étrangers, les observations que j'avais recueillies dans les différens pays où la France avait porté le succès de ses armes, me firent concevoir l'idée de tracer des tableaux de statistique médicale, et je m'en suis occupé dès le jour où le service de la deuxième division de chirurgie au Val-de-Grace me fut remis, le 12 août 1812.

chef, mon parent, me chargea assez fréquemment, m'imposèrent l'obligation de soumettre ma conduite médicale aux règles du raisonnement, afin d'éviter toute doctrine exclusive et surtout l'empirisme. Le désir ou plutôt le besoin de me rendre compte de tout ce que l'observation m'avait appris, relativement aux différences apportées dans l. traitement des maladies, d'après la doctrine professée, le système adopté ou l'empirisme admis par chaque médecin traitant, m'engagea à compter le nombre des malades traités, guéris, ou morts, afin de savoir à quoi m'en tenir d'après les rapports de proportion des uns aux autres, toutefois en n'omettant jamais d'avoir égard à la nature identique des faits comparés, ce qui m'a permis d'adopter par conviction et jamais sans preuves.

Mu par le désir d'acquérir de plus en plus des connaissances positives en médecine pratique, et de ne transmettre aux élèves, que nous étions chargés de former pour les armées, que des notions fondées sur des faits évidens; étranger à toute espèce de personnalité, je me suis toujours dirigé dans des vues d'utilité générale. Ce sont ces mêmes vues qui ont constamment présidé à la confection des tableaux statistiques ci-joints. Dégagés de ces illusions qui ne peuvent jamais qu'être passagères, les praticiens reconnaissent aujourd'hui que la médecine est assise sur une base plus large que celle sur laquelle les systématiques et leurs partisans ont voulu la restreindre. Je suis donc porté à croire que les tableaux de statistique médicale, par la publicité qu'il convient de leur donner, pourront rendre de grands services à la science et à l'art.

Si la publicité n'est pas toujours le moyen de faire beaucoup de bien, lorsqu'elle n'arrive pas à propos, elle l'est, le plus souvent, de s'opposer au mal et d'en arrêter les progrès.

Quand l'hygiène publique et privée, quand la diététique ne retirerait pas de très grands avantages de la statistique médicale, il en résulterait encore de très précieux de l'influence qu'elle ne peut manquer d'exercer sur les méthodes admises dans le traitement des maladies : la crainte; mais ce sentiment ne peut atteindre le médecin, dont l'instruction et le zèle peuvent être accrus par la publicité des statistiques, tandis qu'elle retiendra les empiriques.

La statistique médicale me paraît être une digue insurmontable qu'il convient d'opposer au débordement du charlatanisme, en même temps qu'elle sera le moyen le plus direct d'assurer aux praticiens éclairés le haut degré de considération auquel ont droit de prétendre ceux qui par amour, plus que par devoir, se dévouent au service de l'humanité souffrante.

S'il m'était permis d'émettre une opinion, ou plutôt de former un vœu, ce serait celui que les gouvernemens s'occupassent de faire intervenir leur autorité à l'effet de faire dresser dans tous les hôpitaux, administrés à leurs frais, des états propres à constater le degré d'efficacité des méthodes curatives que l'on y emploie.

Cette opération faite en grand ne pourrait être que très avantageuse à la science et à l'humanité.

Le gouvernement qui l'opèrera le premier montrera une sollicitude paternelle bien propre à exciter la reconnaissance des peuples, et les ministres qui provoqueront cette mesure, dictée non moins par des vues philantropiques que par des considérations d'économie politique, doivent s'attendre aux témoignages de la reconnaissance des contemporains, et celle-ci transmettra honorablement leurs noms à la postérité pour les signaler à la vénération des générations futures.

Les succès qu'il est possible d'obtenir dans l'exercice de l'art de guérir dépendent essentiellement des connaissances positives et pratiques que les médecins possèdent.

La conservation de la santé publique, et la vie des citoyens mise en quelque sorte entre leurs mains, réclament de leur part une grande sollicitude et l'emploi le plus constamment heureux des moyens de guérison.

La responsabilité morale qui pèse sur les praticiens ne

peut être allégée que par des études soutenues, par de profondes méditations et par un dévoûment sans bornes.

Les maladies contagieuses ont toujours fixé l'attention des gouvernemens et stimulé le zèle des médecins.

Les anciens nous ont même laissé de grands et salutaires exemples à suivre au sujet des recherches qui devraient toujours précéder et déterminer le choix des localités sur lesquelles les habitations pourraient être construites avec le moins de danger et avec le plus de sûreté pour la santé et pour la vie des citoyens.

Dans les temps modernes, l'agriculture, les améliorations dont toutes les branches d'industrie sont susceptibles, les progrès des sciences et des arts n'ont cessé d'être l'objet de l'attention de la haute administration : l'économie politique a constamment étendu ses vues sur tous les genres de produits ; tout, jusqu'aux diverses races d'animaux domestiques, s'est perfectionné et multiplié. Les aisances de la vie, plus généralement répandues, peuvent aussi être goûtées par un plus grand nombre d'habitans ; mais pour en jouir réellement, il faut être sain de corps et d'esprit ; aussi la santé est-elle regardée comme le plus grand de tous les biens, celui sans lequel les autres ont une moindre valeur. Ce qui peut contribuer à en répandre les bienfaits sur l'espèce humaine est bien digne, sans doute, d'être placé au premier rang des devoirs du médecin et de la sollicitude des hommes d'État.

Quelle influence la publication des tableaux de statistique médicale des grands hôpitaux peut-elle exercer : 1° sur les progrès de la médecine pratique en ramenant de plus en plus cette branche d'économie politique à des principes fixes et invariables; 2° sur la conservation de la santé et de la vie des hommes, et consécutivement sur l'accroissement de la population?

Telles sont les principales questions qui se présentent naturellement à la pensée, chaque fois qu'il s'agit de la statistique, comme d'une science positive dont la médecine pratique est apte à retirer les plus grands avantages.

Les maladies qui affligent l'espèce humaine, prises chacune en particulier, et considérées ensuite sous tous les points de vue que chacune d'elles peut offrir, doivent servir de texte à de bonnes monographies, qui finiront par étendre le domaine de la science. Cependant dans la pratique de la médecine où les progrès ont été si lents, les rétrogradations si fréquentes, les incertitudes si multipliées, par suite des abstractions auxquelles les auteurs ont voulu la réduire, je crois que rien n'est plus propre à fixer l'opinion des médecins qu'un grand ensemble de faits bien observés et présentés dans un cadre le plus petit possible.

L'histoire fidèle des faits dépendans des maladies et de ceux qui s'y rapportent, doit être tracée avec une très grande sévérité, car il lui appartient, non seulement de les faire connaître, mais encore de faire juger de la nature de chacun.

Les faits pathologiques sont, ainsi que je l'ai dit précédemment, en très grand nombre; ils diffèrent entre eux soit d'après les causes qui les ont produits, soit par le caractère qui leur est propre, soit encore par les modifications qu'ils subissent: rassemblés et presque confondus, comment juger des résultats, si, comme cela n'est que trop souvent arrivé, les auteurs se sont attachés à les expliquer afin d'en déduire les conséquences conformes aux opinions qui leur étaient personnelles, et surtout s'ils ne nous les ont pas présentés tels qu'ils se sont passés. Il est donc réservé à la statistique médicale de faire justice des illusions, car les faits rapportés avec ordre et méthode ne manquent jamais de faire connaître les succès qui ont été obtenus, ainsi que les revers dont ont pu être suivis les modes de traitement employés par chaque praticien.

Par le rapprochement des divers tableaux d'observations médicales et des rapports comparatifs au sujet des conséquences que n'ont pas manqué d'entraîner les traitemens, il devient facile de juger et de pouvoir se prononcer.

Chez les particuliers, les recherches que les maladies exigent sont rendues beaucoup plus difficiles à cause de diverses circonstances qu'il n'appartient qu'à une grande expérience de ne pas laisser échapper, telles que les irrégularités dans l'exécution des prescriptions, les imprudences que les malades commettent et les difficultés qu'on éprouve à faire les autopsies cadavériques, sans lesquelles toute observation d'une maladie qui s'est terminée par la mort est incomplète. Tous ces obstacles qui ne se rencontrent pas dans les hôpitaux donnent une facilité plus grande à la confection des tableaux d'observations et de statistique médicale. Mais ceux-ci doivent être dressés, non seulement par chaque établissement hospitalier, mais encore par chaque service de santé, avec les indications que comportent les maladies traitées (1). A ces considérations gé-

(1) Je n'ai pas la prétention de fournir des modèles en ce genre de tra-

nérales se rattachent tous les faits relatifs : 1° aux affections morbides et aux influences qu'elles peuvent avoir ; 2° aux rapports entre la mortalité et les guérisons; 3° aux succès obtenus par les médications comparativement à ceux dus à la nature médiatrice, lorsque les malades s'en sont rapportés à elle seule, ou que les médecins n'ont fait que la seconder.

Les tableaux de statistique tracés dans cet esprit et d'après ces données ne peuvent manquer de jeter un très grand jour sur la nature des maladies qui règnent dans chaque pays, sur celles qui y sont endémiques, ou qui, après avoir pris un caractère contagieux, s'y répandent épidémiquement, sur celles qui y sont intercurrentes et sur leur périodicicité. Ainsi, en remontant des effets à la recherche des causes qui les ont produits, la statistique médicale, ou l'exposé général des faits morbides qu'on aura été à même de rassembler, conduira infailliblement jusqu'à l'origine des maux auxquels l'espèce humaine est sujette, en même temps qu'elle fournira les moyens d'en diminuer le nombre.

Les causes des maladies mieux connues, judicieusement appréciées et signalées à la sollicitude d'une administration

vail; si le lecteur, après avoir examiné les tableaux ci-joints avec la sévère justice qui le caratérise, les croit dignes d'arrêter quelques instans son attention, et si par sa bienveillance il daigne stimuler mon zèle, ce sera un puissant motif d'encouragement dont je sens avoir besoin, 1° pour donner tout le développement qu'exigent les faits nombreux que j'ai recueillis depuis près de trente ans; 2° pour en déduire toutes les conséquences pratiques dont tout médecin me parait devoir compte à la science et à l'art.

animée par le sentiment du bien public et empressée de répondre au zèle éclairé des médecins, il ne sera pas impossible de parvenir à modifier l'influence de celles des causes morbifiques qu'on ne pourrait détruire complétement d'abord, et à faire cesser celles susceptibles d'être anéanties de suite, et enfin, ce qui n'est pas d'une moins grande importance pour la vie des hommes, les erreurs et les préjugés fuyant épouvantés devant le flambeau de la vérité, la médecine finira par prendre son rang parmi les sciences naturelles.

Les conditions rendues meilleures, les maladies héréditaires moins nombreuses, les constitutions plus robustes, les affections morbides moins fréquentes, la population augmentera d'autant que les races se perfectionneront davantage, que la force vitale sera plus énergique et les aisances de la vie plus généralement répandues. Ainsi se lient et s'unissent la surveillance sanitaire du médecin et la sollicitude philanthropique de l'administrateur : l'une est, pour ainsi dire, la sentinelle avancée chargée d'avertir l'autre de la présence de l'ennemi : les faits seuls peuvent le faire connaître ; encore faut-il qu'ils soient en grand nombre et de telle nature que la médecine non plus que l'administration ne puissent se tromper ni être trompées.

Je ne discuterai pas sur les causes qui ont exercé une influence plus ou moins grande sur les guérisons obtenues ou sur la mortalité dont ont été suivis les différens traitemens employés par un assez grand nombre de praticiens dans l'hôpital militaire du Val-de-Grâce, de 1799 au 1er janvier 1825... *Cuique suum.*

J'ai rassemblé et j'expose ci-après un assez grand nombre de faits pour qu'on puisse en obtenir des renseignemens positifs sur ce qui m'appartient personnellement.

Afin de présenter les faits sous un point de vue général, avec toute la clarté et toute la précision que réclament les tableaux d'observations, et pour plus de régularité, j'ai divisé la partie statistique de mon travail en deux sections, l'une générale et commune à tous les chirurgiens et à tous les médecins qui ont été chargés du service à diverses époques dans l'hôpital du Val-de-Grâce (1), l'autre particulière à mon service et à tous les genres de maladies que j'ai eu à traiter dans cet hôpital, pendant l'espace de douze ans et huit mois.

La première section est divisée en quatre grands tableaux.

Dans le premier le nombre des malades traités, celui des guérisons et des morts, le rapport dans lequel les unes ont été relativement aux autres, le nombre des journées,

(1) Elle n'aura de publicité que sommairement afin d'indiquer l'ordre que j'ai suivi dans mon travail statistique; tant qu'aux choses qui peuvent tenir à mes collègues, je me suis abstenu et je m'abstiendrai toujours de toute espèce de personnalité; en conséquence les tableaux de statistique dans lesquels figurent les services particuliers à chacun des médecins, ne sont pas destinés à recevoir toute la publicité que je pourrais leur donner; nous ne sommes pas encore arrivés à ce degré de sagesse et d'amour pour l'humanité qui permet en France, même en respectant un auteur, d'attaquer ses opinions et de les combattre par pur amour pour la science et surtout pour l'humanité, sans cesser de paraître aux yeux de beaucoup de médecins être l'ennemi de cet auteur; en outre il est si pénible de convenir de ses erreurs!

la durée moyenne du traitement s'y trouvent exposés, par mois et par année, pendant sept années et neuf mois consécutifs.

Le deuxième offre plus de développemens et une période de cinq ans; les services de la chirurgie et ceux de la médecine y sont mis en parallèle, ce qui permet de faire ressortir les avantages que l'une sait obtenir, par ce qu'elle a de positif, sur l'autre, surtout quand cette dernière se laisse dominer par un esprit de système ou d'empirisme aveugle (ceux-ci ne seront pas imprimés quant à présent).

Le troisième comprend huit années pendant lesquelles la guerre et la paix ont apporté des différences sensibles dans le nombre des malades, la nature des maladies et dans la mortalité.

Quatre années de paix figurent en tête du quatrième tableau, dans lequel se trouvent : 1° la récapitulation individuelle, annuelle et totale de douze tableaux de 1813 à 1825; 2° la récapitulation générale offrant une période de vingt-quatre ans neuf mois.

J'ai donné à la seconde section un développement d'autant plus détaillé, 1° que tous les genres de maladies ont été admis et traités dans le service qui m'avait été assigné par décision ministérielle, en date du 15 novembre 1812, d'après l'avis des inspecteurs généraux du service de santé des armées; 2° que les états nominatifs individuels et indicatifs de chaque affection morbide simple ou compliquée, m'ont fourni des documens précieux, ainsi qu'on pourra s'en convaincre par l'exploration des états ci-annexés; 3° que ces états sont confectionnés de manière à ne laisser rien à désirer, et avec une telle précision que j'ai préféré ne figurer dans les mouvemens généraux du Val-de-Grâce que pour un nombre de 15,258, égal à celui des militaires traités par moi du 1er janvier 1813 au 1er janvier 1825, tandis qu'en comprenant les militaires traités du 12 août 1812 au 1er janvier 1813, ainsi que ceux qui ont reçu mes soins et sont sortis guéris (deux morts), du 1er janvier 1825 au 17 avril de la même année, le nombre total s'élève à 16,276 (1). Il serait superflu de réunir à mon travail la totalité des pièces justificatives d'après lesquelles les états généraux ci-joints ont été dressés, puisque le total monte, savoir : par chaque mois à quatre états, ce qui donne pour chaque année 48, qui, multipliés par douze, produisent

(1) Comme je n'ai voulu m'occuper que des choses et non des personnes, je n'ai pas cru devoir désigner nominativement par quel chirurgien ou médecin chaque service a été fait de 1799 à 1813, non plus que de 1813 à 1815, et moins encore de 1815 à 1825, quoique j'eusse pu mettre en tête de chaque service : *empirisme*, *systèmes*, *solidisme*, *humorisme*, *médecine expectante*, *doctrine éclectique*, *empirisme aveugle*, *système de l'irritation*, *médecine des symptômes*, *empirisme* ou *emploi des moyens qui ont été reconnus d'un effet salutaire*, admis par expérience plutôt que par raisonnement, *méthode curative*, *contre-stimulisme*, *etc*.... puisque j'aurais pu distinguer les services pendant les douze premières années, ainsi que je l'ai fait pour les douze dernières : mais j'ai préféré m'en tenir à l'énumération pure et simple des faits. Je réponds de l'exactitude de ceux que je rapporte..... on jugera.

576 : plus, par chaque année quatre états généraux, en tout pour les douzes années 48, ce qui fait 672.

Un nombre aussi considérable que six cent soixante-douze états, non compris ceux des quatre derniers mois de 1812 et des trois premiers de 1825, étant bien fait pour fatiguer et ne pouvant rien de plus que les récapitulations générales, je crois ne devoir faire figurer ci-joint que quelques duplicatas et en petit nombre.

Chaque état se trouve classé dans l'ordre ci-après, savoir :

Mouvement général et journalier, conforme aux registres et certifié par le directeur. (Voyez pages 322 et 323, *Recherches philosophiques sur la médecine considérée comme science.*)

Etat nominatif de tous les militaires décédés dans la deuxième division, du 12 août 1813 au 15 avril 1825. (Voyez depuis la page 324 jusqu'à 381, *Recherches philosophiques sur la médecine*, etc.)

Etat nominatif de tous les officiers russes, et numérique des soldats russes.

Etat numérique des gardes à pied.

Etat général des malades traités dans le courant des années 1825, 1826, 1827, 1828 et 1829, à l'hôpital de la Maison du Roi.

Etat des aides, sous-aides et élèves de l'hôpital d'instruction du Val-de-Grâce, de 1812, au mois d'août 1825.

Enfin une copie de la décision du ministre de la guerre. (Voyez pages 381, 382, 383, 384 et 385 tome Ier des *Recherches philosophiques*, etc.)

Nota. Cette pièce est nécessaire afin de faire connaître les raisons pour lesquelles tous les genres de maladies ont été admis dans une division qui, en raison des fonctions spéciales de celui qui en était chargé, pourrait paraître n'avoir dû recevoir que des militaires blessés ou traités comme tels.

CLASSIFICATION

DES

MALADIES MÉDICO-CHIRURGICALES,

ET

STATISTIQUES.

Il nous faut plus que des observations; et, pour rendre cette partie de l'art de guérir aussi utile que transmissible, il est nécessaire de réduire les faits en principes qui forment un corps de doctrine : *hoc opus, hic labor*.

COLOMBIER,
Code de médecine militaire.

HOPITAL MILITAIRE

DE PARIS,

AU VAL-DE-GRACE.

INDICATION DES DIVERSES AFFECTIONS MORBIDES QUI ONT ÉTÉ OBSERVÉES DANS LA DEUXIÈME DIVISION DU SERVICE CHIRURGICAL, DEPUIS LE 1er SEPTEMBRE 1812 JUSQU'AU 31 DÉCEMBRE 1815 (1).

(Temps de guerre.)

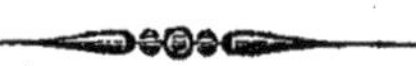

PREMIÈRE SECTION.

LÉSIONS DE FONCTIONS ET ALTÉRATIONS ORGANIQUES PAR SUITE D'INFLUENCES MÉCANIQUES OU SPÉCIALES OSTENSIBLES.

Solutions de continuité

(**Coups de pointe de lance, d'épée et de sabre.**)

De la tête, lésant le cuir chevelu.			29
De la face.	non pénétr., lésant les tégumens et les muscles.		37
	pénétrans, dans les	fosses nasales et le sinus maxillaire.	31
		cavités orbitaires et le crâne.	27
Du thorax	non pénétr., lésant les tégumens et les muscles.		37
	pénétrantes, avec ou sans lésions des organes contenus.		34
		A reporter. . .	195

(1) Si l'on réussit à rassembler avec beaucoup de sagacité et de méthode un très grand nombre de faits qui doivent servir de base à une science naturelle, on voit arriver ce qu'a dit M. de Fontenelle : « Que des vérités de fait qui existaient séparées offrent si vivement à l'esprit leurs rapports et leur mutuelle dépendance, qu'il semble qu'après avoir été détachées par une espèce de violence les unes d'avec les autres, elles cherchent mutuellement à se réunir en un corps, dont elles étaient les membres épars. » (Préface de l'*Histoire de l'Académie des Sciences*, année 1699.)

Suite des coups de pointe de lance, d'épée et de sabre, avec solutions de continuité.

		Report. . .	195
De l'abdomen	non pénétr.,	lésant les tégumens et les muscles.	27
	pénétrantes.	sans lésion des organes, ou avec lésion, ainsi que cela est arrivé chez le nommé Blochinne, dont l'estomac a été ouvert par un coup de lance; lequel a guéri malgré les 17 blessures qu'il avait reçues.	27
Des extrémités	supérieures.	Affectant les divers tissus.	52
	inférieures.		43

(Coups de sabre.)

De la tête, lésant le cuir chevelu et les os du crâne; les oreilles.			98
idem avec lésion des fonctions du cerveau ou sans lésion de l'encéphale.			
De la face, affectant la mâchoire	supérieure, dont 2 avec section presque complète du nez.		69
	inférieure, dont une avec section complète du corps de l'os maxill. au-devant des premières molaires, réunion parfaite.		67
Du tronc, affectant les tégumens et les divers tissus, sans lésion des parties contenues.			103
Les extrémités	supérieures.	Plusieurs ont offert des lésions des articulations.	126
	inférieures.		129

Coups de feu qui ont intéressé les parties molles et les os

(Coups de balle oú de biscayen.)

Du crâne,	affectant le cuir chevelu et les os du crâne avec ou sans lésion des fonctions de l'encéphale.		85
	avec lésion des fonctions du cerveau.		38
De la face, mâchoire	supérieure,	sans lésion des organes.	91
		avec lés. des org. du goût, de l'odorat et de la vue.	62
	inférieure,	sans fracture.	86
		avec fract., plusieurs doubles, et chez un blessé avec disjonction de la symphise par contrecoup.	42
		A reporter. . .	1340

Suite des coups de balle ou de biscayen, intéressant les parties molles et les os

Report. . . 1340

Du cou et de la poitrine	sans lésion des organes de la respiration et de la circulation.			54
	avec lésion des fonctions des organes de la respiration.			57
Bas-ventre	sans lésion des fonctions des viscères abdominaux.			75
	avec lésion des fonctions, et quelquefois avec altération de l'un des viscères contenus dans l'abdomen.			54
Des membres	supérieurs.	Épaules,	sans lésion des organes de la respiration.	74
			avec lésion des fonct. de ces mêmes organes.	59
		Bras, avant-bras et leurs articulat.	sans fractures.	92
			avec fract. comminut.	112
		Mains, presque toujours avec fractures comminutives.		177
	inférieurs.	Cuisses et jambes	sans fractures.	111
			avec fract. comminut.	115
Articulations des genoux et des jambes avec fractures comminutives.				41
Idem. des jambes avec les pieds, toujours avec fractures et accidens.				103

Altérations organiques.

Coups d'éclats d'obus et de boulets

Qui ont nécessité

L'amputation	des bras	dans les articulations.	3
		dans leur continuité.	11
	des avant-bras	dans leur continuité.	13
		dans l'articulation radio-carpienne.	9
	de la main,	dans l'articulation métacarpo-phalangienne.	18
	des cuisses,	dans leur continuité.	13
	des jambes,	dans leur continuité.	6
	des tarses et métatarses	dans les articulations tarsiennes.	6
		dans les articulations métatarsio-phalangiennes.	21

A reporter. . . 2564

Suite des coups d'éclats d'obus et de boulets qui ont nécessité

		Report. . . 2564
L'opération de l'anévrisme des artères	humérale.	6
	radiale et cubitale.	13
	fémorale.	4
	poplitée.	1
	tibiale.	5
Luxations	huméro-scapulaire.	4
	cubito-humérale droite.	1
	coxo-fémorale primitive.	1
	coxo-fémorale consécutive.	3

SOLUTIONS DE CONTINUITÉ ET ALTÉRATIONS ORGANIQUES PAR CAUSES INTERNES.

Ulcères

Scrofuleux du cou et des membres, affectant les systèmes lymphatique et glanduleux.	27
Scorbutiques de l'intérieur de la bouche et des membres, aff. le système vasculaire veineux.	47
Variqueux des membres inférieurs, aff. le système vasculaire veineux sous-cutané.	26
Fistuleux : Lacrymaux du grand angle de l'œil, aff. le sac et les conduits lacrymaux.	5
Fistuleux : stercoraux du sphyncter de l'anus, aff. les systèmes muqueux, cellulaire et cutané.	19
Fistuleux : urinaires du périnée, aff. les systèmes muqueux, cellulaire et cutané.	17

Tumeurs

Phlegmoneuses de la tête, aff. le tissu cellul., les syst. lymphatique et glandulaire.	18
Phlegmoneuses du tronc, aff. le tissu cellul., les syst. lymphatique et glandulaire.	9
Phlegmoneuses des membres, aff. le tissu cellul., les syst. lymphatique et glandulaire.	10
Blanches des articulations, aff. les systèmes fibro-membraneux et séreux.	14
Sarcomateuses diverses du corps, aff. le système vasculaire.	3
Squirrheuses des aisselles et des aînes, aff. le système glandulaire.	3
Cancéreuses de la face, des jambes et du scrotum, aff. le système vasculaire sanguin.	9

A reporter. . . 2809

Report. . . 2809

Suite des tumeurs

Enkystées, diverses parties du corps, aff. le tissu cellulaire et le système lymphatique. 3

Par déplacement. Hernies	inguinale	aff. l'épiploon, le tube intestinal.	15
	crurale		3
	ombilicale		4

Dépôts par congestion

Du cou		aff. le tissu cellul. sous-cutané.	9
De la poitrine			12
De l'abdomen			5
Des membres	supérieurs		13
	inférieurs		9

Hydrocèles opérés par

Ponction et injection	de la tunique vaginale, exhalation de la séreuse.	10
Incision		6
Excision		4

Sarcocèles operés des testicules, aff. le système vasculaire. 3

Tuméfaction et altérations organiques des amygdales rescisées. 4

Grenouillette, tuméfaction des canaux salivaires. 4

Polypes muqueux et mucoso-fibreux, cavités nasales, aff. la membrane pituitaire. 3

AFFECTIONS SPÉCIALES.

Gale, aff. le système cutané des diverses parties du corps, et particulièrement les surfaces articulaires. 245

Teigne, aff. le cuir chevelu. 57

Ophthalmie (1)

Aigüe	aff. la conjonctive oculaire et palpébrale (Les Prussiens en ont été attaqués épidémiquement).	53
Chronique		13

TOTAL de la 1re section. . . 3284

(1) Tout en me proposant d'imiter la méthode d'Hippocrate dans l'exposé des faits, sans épuiser tous ceux qui peuvent venir à l'appui de mes assertions en faveur de la certitude de la médecine, je tâcherai cependant de n'omettre aucune des parties utiles, mais sans les suivre jusque

DEUXIÈME SECTION.

AFFECTIONS CARACTÉRISTIQUES D'UNE INFECTION SYPHILITIQUE LOCALE ET ENCORE CIRCONSCRITE.

Blennorrhagie.

Simple phlegmasie	de la muqueuse urétro-vésicale.	740
Virulente		440
Compliquée		188
Blennorrhée.		230
Gonorrhée de la prostate et des vésicules séminales.		102
Ophthalmie aigüe par suite de suppression de l'écoulement blennorrhagique.	aff. la conjonctive et le système vasculaire de l'orbite.	88
Exophthalmie.		11
Otite de la muqueuse auriculaire.		37
Arthrocèle, ou tumeur blennorrhagique du genou, aff. les tissus fibro-cartilagino-séreux.		19
Engorgement des testicules	droit.	157
	gauche.	133
Sarcocèles idem.	droit.	76
	gauche.	109
Hydrosarcocèles idem.	droit.	34
	gauche.	34
Rétrécissement du canal de l'urètre.		28
Oblitération complète, — trajets fistuleux et fistule urino-stercorale.		21
Phymosis opérés par	incision du prépuce.	63
	circoncision du prépuce.	21
Paraphymosis opérés par	le taxis et du prépuce.	36
	scarification du prépuce.	20

Excoriations et ulcérations superficielles de la surface du prépuce.

Ulcères	Du prépuce, surface interne.	383
	Du gland et son pourtour.	342
	A reporter. . .	3312

dans les détails; car, parmi les choses les plus intéressantes qu'on peut offrir à considérer dans chaque objet, il en existe d'autres qui, étant analogues et de moindre importance, permettent facilement d'y suppléer.

		Report. . .	3312
Rupture du filet de la verge.			14
Perte partielle de la verge.			26
Bubons terminés par	résolution.	Aff. les aînes, les glandes inguin., les tissus cellulaire et cutané.	366
	suppuration.		364
	ulcérat. chron.		352
	gangrène.		106

AFFECTIONS CARACTÉRISTIQUES D'UNE INFECTION GÉNÉRALE ET DE SYPHILIS CONSTITUTIONNELLE.

Engorgemens des	glandes	jugulaires	106
		parotides.	95
		inguinales.	227
	articulations	des genoux.	61
		du tarse.	21
		du carpe.	17
	des cordons spermatiques et des testicules.		38
	de la prostate.		33
Ulcères	des amygdales ou des piliers du voile du palais.		107
	de diverses régions du corps.		91
	des membres	supérieurs.	48
		inférieurs.	52
Fissures et rhagades de l'anus, aff. son sphincter externe.			165
Excroissances sous forme de	poireaux, sur le pourtour du gland et la surface interne du prépuce.		139
	choufleurs,	sur le gland.	57
		sur le pourtour de l'anus.	57
	pustules sur	le scrotum.	63
		le pourtour de l'anus.	113
		les diverses régions du corps.	140
		le front et le cuir chevelu.	37
Laryngite, aff. le larynx.			22
Œsophagite et *pharyngite* aff. la muqueuse de l'œsophage et du pharynx.			15
Taches situées dans l'épaisseur de la peau des diverses régions du corps.			74
Dartres	de la face.		23
	du tronc.		29
	des membres.		86
	du scrotum.		33
		A reporter. . .	6469

Report. . . 6469

Douleurs	périostoses, du système fibreux des os.	Aff. les irradiations des filets nerveux.	39
	ostéoscopes, du système osseux.		39
Exostoses, aff. le système osseux, texture compacte	du coronal.		14
	du tibia.		45
	des fémur et humérus.		16
Carie des os, aff. la texture réticulaire et spongieuse, affectant	les palatins, vomer et os du nez.		19
	le sternum.		7
	tarses et métatarses.		15
	l'apophyse mastoïde.		6

Total de la 2e section. . . 6669

TROISIÈME SECTION.

AFFECTIONS CONSÉCUTIVES CARACTÉRISTIQUES DE PHLEGMASIES AIGUES OU CHRONIQUES.

Varicèle,	aff. toutes les rég. du corps.	système dermoïde.	4
Rougeole,		*Idem* vasculaire cutané.	14
Petite vérole,		tissu réticulaire.	
Miliaire,		les papilles et réseaux vasculaires sanguins.	16
Urticaire,		système épidermoïde.	11
Scarlatine,			18
Érysipèle	de la face	aff. les syst. cutané et fibreux, aponévrotique, cellulaire, sous-cutané.	17
	du bas-ventre		28
	de la verge		22
	des membres		65

Gangrène par congélation. 14

Angine tonsillaire (simple, gangréneuse) aff. l'arrière-bouche, syst. glandul. des amygdales. 21

Bronchite: de la trachée-artère, des bronches, aff. la muqueuse. 16

Aphthes de la bouche, aff. la muqueuse. 58

Catarrhe	laryngé, du larynx	aff. la membrane muqueuse.	53
	pulmonaire, des poumons		135
	urétro-vesical, de l'urètre, de la vessie et urétères		20

A reporter. . . 512

Report. . . 512

Phthisie-laryngée : du larynx, altération de ses divers tissus. 5

Pleurésie et *Pleuropneumonie* : de l'intérieur du thorax, aff. la plèvre costo-pulmonaire et les systèmes vasculaires des poumons. 48

Hémophthisie : des poumons et des bronches, altération organique de leurs systèmes sanguins. 57

Phthisie pulmon.	tubercul.	des poumons	aff. les glandes bronchites.	9
	vomique		désorganisat. dans un ou plusieurs points de leur parenchyme avec foyers purulens.	10

Péricardite : du cœur, le péricarde, aff. la séreuse. 5

Cardite *id.* système musculaire. 1

Anévrismes	spasmodiq.	du cœur, aff. le plexus cardiaque.	16
	organique	hypertrophie, aff. les cavités des oreillettes et des ventricules.	8

Péritonite aigüe et chronique : du péritoine, aff. la séreuse abdomino-viscérale. 88

Gastro-entérite	aiguë	aff. div. part. de l'abdom., la muq.	53
	chroniq.	particulièrem. et assez générale-	84
Entérite	aiguë	ment les trois tuniques dans l'un	97
	chroniq.	et l'autre état surtout.	47

Hépatite aiguë. 51

Ictère : du foie, aff. son parenchyme. 20

Consomption : du thorax, de l'abdomen, aff. le système d'absorption et d'exhalation nutritive. — *Nota.* Dans le plus grand nombre de cas elle a été occasionnée par des coups de feu qui ont été suivis d'altération organique et de suppuration abondante. 20

Rhumatisme : diverses parties du corps, aff. le système musculaire de la vie de relation. 67

Arthritisme : des diverses articulations, aff. les systèmes fibro-membraneux et membrano-séreux. 34

Asthme, aff. le thorax, les muscles de la respiration, particulièrement le diaphragme. 14

A reporter. . . 1246

AFFECTIONS SPÉCIALES CONSÉCUTIVES D'IRRITATION, DE NÉVROSES ET DE NÉVRALGIES.

Report. . . 1246

Méningite cérébro-spinale : lésion des cavités du crâne, de la colonne vertébrale : aff. l'arachnoïde, le lacis vasculaire de la pie-mère et quelquefois de la dure-mère. 77

Cérébrite : du crâne, cavité interne ; aff. le cerveau et ses annexes. 73

Céphalalgie : supérieure et interne du crâne ; aff. le réseau vasculaire, la pie-mère. 88

Aliénation mentale : du crâne, de l'hypocondre droit ; aff. le cerveau dans certaines espèces, et le foie dans d'autres. 9

Asphyxie : aff. le poumon et le cerveau. 1

Apoplexie : de la capacité du crâne ; aff. les sinus de la dure-mère, les systèmes vasculaires sanguins, particulièrement le veineux. 6

Hémiplégie : région du cerveau et de la moëlle épinière, aff. l'un des côtés du système nerveux de la vie de relation. 14

Paralysie : d'un ou de plusieurs organes de la vie de relation ; aff. leur système nerveux. 11

Hydrocéphale : des ventricules du cerveau et du canal médullaire. 7

Nostalgie : du crâne, aff. les lésions de fonctions du cerveau, du cœur et des poumons. 83

Gastralgie :	de l'épigastre	aff. les systèmes nerv. de la	18
Choléra-morbus :		vie de nutrition et vascu-	1
Néfrite et névralgie :	des lombes	laires sanguins des orga-	11
Dysurie :	de la cavité pelvienne et des organes urin.	nes gastriq., hépatiq. et	15
Strangurie :		urinaires, suivant les cas indiqués.	18

Névropathies phlegmasiques.

Typhus : lésion du crâne et du canal vertébral, aff. le cerveau, la moëlle épinière et leurs membranes, la muqueuse, la pituitaire, pharyngo et laryngo-bronchite. 146

Adynamie : du bas-ventre, de la capacité de l'abdomen, aff. le

A reporter. . . 1824

Report. . . 1824

système nerveux de la vie de relation, par suite d'influence spécialement exercée sur la muqueuse gastro-intestinale et sur le grand système mésaraïque. 125

Ataxie: toutes celles du corps, aff. le système nerveux de la vie de relation et secondairement les muscles locomoteurs, et consécutivement les organes employés aux principales fonctions de la vie. 68

Tétanos traumatique: le système nerveux de la vie de relation, aff. les fonctions des muscles locomoteurs. 9

Fièvres intermittentes	quotidienne	aff. le système nerveux de la vie de nutrition.	46
	tierce (1)		95
	quarte		27
	rémittente		67

(1) Quelques-unes ont un caractère pernicieux.

Total de la 3e section. . . 2241

N. B. Afin de ne pas multiplier les subdivisions, j'ai cru devoir indiquer les blessures suivant les grandes divisions du corps, abstraction faite de chacune des régions en particulier. Mon intention étant de publier les observations curieuses et intéressantes que les différens blessés que j'ai soignés m'ont permis de recueillir, ce que chacun a offert de particulier se trouvera tracé dans son historique.

Indication des diverses affections morbides qui ont été observées dans la deuxième division du service chirurgical depuis le 1er septembre 1812 jusqu'au 31 décembre 1815.

(Temps de guerre.)

RÉCAPITULATION PAR SECTION ET PAR ANNÉE.

	4 derniers mois de 1812 et 1813.	1814.	1815.	Total.	Morts.
Total de la première section..	663	1,245	1,374	3,282	16
Idem de la seconde.........	2,547	2,404	1,750	6,701	»
Idem de la troisième........	764	1,017	501	2,282	145
Totaux généraux par année...	3,974	4,666	3,625	12,265	161

Notice des complications observées pendant les années ci-dessous indiquées, savoir :

Pendant les 4 derniers mois de	Maladies.		Malades.		Simples.	Doubles.	Triples.
1812 et 1813.	3,974	sur	2,505	dont	1,826	969	250
1814.	4,666		2,200		59	1,816	325
1815.	3,625		1,958		571	1,107	280
Totaux.	12,265		6,663		1,916	3,892	855

REMARQUES.

Dans la notice précédente, par les dénominations, 1° de maladies simples, on doit entendre celles qui n'ont offert aucune complication ; 2° par maladies doubles, celles qui se sont compliquées d'accidens étrangers à leur nature primitive; 3° et enfin par maladies triples, toutes celles qui, de nature essentiellement différente, se sont trouvées réunies sur un même malade en présentant plus de deux affections morbides.

Les différences qui existent dans les catégories de ces trois divisions tiennent: 1° à ce que pendant les deux premières années l'hôpital militaire du Val-de-Grâce n'a reçu que les malades les plus grièvement atteints, les autres malades étant évacués dans les hopitaux civils (1). Les uns et les autres étaient fournis par les bataillons en marche, par les hommes qui rejoignaient l'armée, par ceux qui en revenaient à cause de leurs infirmités ou maladies.

NOTA. Parmi ceux qui venaient des dépôts des régiments, se trouvaient un grand nombre de nostalgiques.

2° Que pendant cette période il n'a reçu que les militaires évacués des hopitaux de première et seconde ligne.

3° Que ceux de l'armée qui, en se repliant de l'Allemagne sur la France en soutenant des combats journaliers, étaient grièvement blessés ou malades et plus souvent l'un et l'autre : puisque le typhus en moissonnait un grand nombre.

(1) Par exemple en 1814, au mois de janvier, 1,097 ont été évacués, savoir : 759 sur l'Hôtel-Dieu, 54 sur Saint-Louis et 284 sur la Pitié. En février 2,271, dont 643 sur l'Hôtel-Dieu, 520 sur Saint-Louis, 645 sur la Pitié, 212 sur la Salpétrière, 151 sur les Capucins, 59 sur Bicêtre, 33 sur Rochechouard et 8 sur l'hospice de l'École de perfectionnement. En mars 2,825 l'ont été sur les hôpitaux de Versailles et d'Orléans, ceux de Paris étant tous remplis. En avril 1228 l'ont été sur l'hôpital Rochechouard.

4° Que l'hopital du Val-de-Grâce ne conserva que les blessés ou les fiévreux qu'il était impossible d'évacuer, puisqu'ils étaient presque tous en danger de perdre la vie.

NOTA. Les combats qui se sont livrés en France, et même sous Paris en 1814 et 1815, ont laissé dans l'hôpital du Val-de-Grâce un plus grand nombre de blessés que de fiévreux; surtout en 1815, où ces derniers n'ont offert que des maladies assez légères pour la plupart d'entre eux (1).

Dans l'une et l'autre année on ne conserva dans cet hôpital que les blessés qui ne pouvaient être transportés, en raison du nombre et de la gravité de leurs blessures.

5° Enfin que parmi les autres malades, surtout parmi les blessés, plusieurs ont attendu leur guérison et d'autres l'autorisation de se rendre dans les pays étrangers où ils étaient nés.

Sur les 6,663 militaires dont 3,185 blessés et 3,478 atteints de diverses maladies, il y a eu 305 officiers, dont 29 sont morts et 276 sont sortis guéris.

Sur 6,358 soldats, 132 sont morts et 6,226 sont sortis guéris.

Donc, sur la totalité des malades (6,663) 161 sont morts

(1) La différence entre les blessés et les fiévreux a été telle qu'en juin 1815 elle a donné 11,955 journées pour les blessés et 6,474 journées pour les fiévreux. En juillet, 21,420 journées pour les premiers et 7,218 pour les seconds. En août, 14,227 pour les uns et 5,837 pour les autres. Cette différence de proportion s'est soutenue de la même manière à très peu de chose près pendant tout le reste de la même année.

et 6,502 ont été guéris : ce qui donne 1 mort sur 41, malades, 38.

En remontant aux causes premières qui ont amené la mort du plus grand nombre de ces 161 militaires, il faudrait admettre comme telles les blessures qu'ils avaient reçues : cependant en s'attachant aux affections morbides qui les ont fait succomber. (Voyez de la page 330 à 379, tome Ier, etc., *Recherches philosophiques*.)

HOPITAL MILITAIRE

DE PARIS,

AU VAL-DE-GRACE.

INDICATION DES DIVERSES AFFECTIONS MORBIDES QUI ONT ÉTÉ OBSERVÉES DANS LA DEUXIÈME DIVISION DU SERVICE CHIRURGICAL, DEPUIS LE 1er JANVIER 1816 JUSQU'AU 31 MARS 1825.

(Temps de paix.)

PREMIÈRE SECTION.

LÉSIONS DE FONCTIONS ET ALTÉRATIONS ORGANIQUES PAR SUITE D'INFLUENCES MÉCANIQUES OU SPÉCIALES, OSTENSIBLES.

Déplacement des surfaces articulaires.

Luxations	huméro-scapulaire droite.	4
	cubito-humérale droite	2
	consécutive, coxo-fémorale.	3

Solution de continuité.

Fractures	du fémur.	4
	de l'humérus.	3
	complète du radius et du cubitus, partie moyenne.	2
	id. du tibia et du péroné gauches.	3
	id. *id.* *id.* droits.	2

Altération du tissu osseux.	Nécrose du tibia.	5
	Nécrose du fémur.	4
	Carie du tibia.	6

Altération des tissus cutané, cellulaire et vasculaire.

Contusions	de la surface supérieure et extérieure des membres supérieurs.	10
	de la surface du tronc.	15
	du testicule et du scrotum.	8
	du cuir chevelu.	11
	de la jambe et du pied.	12
	A reporter. . .	94

Solutions de continuité dans les parties molles

		Report. . .	94
De la paupière supérieure.			1
Plaies.	Coups d'épée dans	le thorax entre les cartilages des 7e et 8e côtes et autres.	6
		le bras droit, de la face interne à celle externe.	2
	Coups de sabre	de la face.	9
		de l'abdomen (plaie pénétrante), dont deux avec issue des intestins; une d'elles a nécessité l'agrandissement de la plaie pour la réduction du paquet intestinal et la gastroraphite.	7
		des avant-bras et des mains.	19
		des genoux.	4
		des jambes et des pieds.	12
	Coups de couteau du scrotum et du testicule gauche.		1
	Coups de hache; section incomplète de l'index de la main droite et sur la main.		2
Coups de feu	de la fosse iliaque externe droite.		1
	de la paume de la main droite.		1
	du bassin.		1
	des membres supérieurs.		
	Idem inférieurs.		2

Tumeurs.

Phlegmoneuses	de la tête.	24
	du tronc.	45
	des membres et de leurs surfaces articulaires.	33
Du tissu cellulaire et du système lymphatique.		33
Du système glandulaire.		46
Des articulations.		25
Squirrheuses du corps et des membranes.		11
Cancéreuses des testicules.		3
Idem. des diverses parties du corps.		4
Sanguines.	Anévrismes, du système artériel.	7
	Varices, du système veineux.	50
Sarcomateuses, de diverses parties du corps.		12
	A reporter. . .	455

Report. . . 455

Suite des tumeurs.

Par déplacement — hernies	inguinale.	15
	crurale.	3
Enkystée.		12
Dépôts par congestion	du cou.	8
	de la poitrine.	9
	de l'abdomen.	4
	des membres supérieurs.	14
	des membres inférieurs.	16

SOLUTIONS DE CONTINUITÉ ET ALTÉRATIONS ORGANIQUES PAR CAUSES INTERNES.

Ulcères.

Scrofuleux, aff. les systèmes lymphatique et glanduleux, particulièrement ceux du cou et des membres. 63

Variqueux, aff. les membres inférieurs. 39

Fistuleux	lacrymaux du grand angle de l'œil.	16
	stercoraux du sphincter de l'anus.	37
	urinaires du périnée.	11

Ophthalmie chronique et altération organique de la conjonctive palpébrale par développement, et oculaire par épaississement et opacité. 17

Spermatocèle des testicules, aff. l'épididyme et le canal déférent. 4

Hydrocèles opérés par

Ponction et injection	aff. le syst. lymphatique exhalant, de la membrane séreuse, du cordon spermatique et du testicule.	36
Incision		14
Excision		15

Varicocèles, dont un opéré avec succès, aff. les cordons et les testicules, leur système veineux. 8

Sarcocèles opérés, aff. les systèmes vasculaires des testicules. 4

Tuméfactions et altérations organiques des amygdales resciséees. 18

Grenouillette, aff. les canaux salivaires de Warton, parties latérales du filet de la langue. 5

Polypes muqueux et mucoso-fibreux, aff. la membrane pituitaire des fosses nasales. 7

A reporter. . . 830

	Report. . .	480
Altérations organiques qui ont nécessité l'amputation	de la verge.	1
	du bras.	4
	des doigts.	9
	de la cuisse.	1
Affections psoriques, aff. le système cutané des diverses parties du corps, et particulièrement les surfaces articulaires.		72
	Total de la 1re section. . .	917

DEUXIÈME SECTION.

AFFECTIONS CARACTÉRISTIQUES D'UNE INFECTION SYPHILITIQUE LOCALE ET ENCORE CIRCONSCRITE.

Blennorrhagie.

Simple phlegmasie	de la muqueuse urétro-vésicale.	455
Virulente		626
Compliquée		363
Blennorrhée	*idem.*	351
Gonorrhée de la prostate et des vésicules séminales.		60
Ophthalmie aiguë par suite de suppression de l'écoulement blennorrhagique	aff. la conjonctive et les systèmes vasculaires de l'orbite.	152
Exophthalmie		5
Otite, aff. la muqueuse auriculaire.		17
Arthrocèle, ou tumeur blennorrhagique du genou, aff. les tissus fibro-cartilagineux et séreux.		4
Engorgement sympathique des testicules	droit.	257
	gauche.	182
Sarcocèles *idem.*	droit.	38
	gauche.	52
Hydro-sarcocèles *idem.*	droit.	26
	gauche.	31
Rétrécissement du canal de l'urètre.		63
Oblitération complète des trajets fistuleux et fistule urino-stercorale.		9
	A reporter. . .	2691

		Report. . .	2691
Phymosis opérés par	incision	du prépuce.	166
	circoncision		15
Paraphymosis réduits par	le taxis et		22
	scarification		22
Excoriations et ulcérations superficielles de la surface du prépuce.			211
Ulcères sur	le prépuce, surface interne.		2026
	le gland et son pourtour.		1026
Rupture du filet de la verge.			67
Perte partielle de la verge.			7
Bubons terminés par	résolution	des aînes, aff. les glandes ing., tissus cellulaire et cutané.	553
	suppuration		1118
	ulcérat. chron.		213
	gangrène		28

AFFECTIONS CARACTÉRISTIQUES D'UNE INFECTION GÉNÉRALE DE SYPHILIS CONSTITUTIONNELLE.

Engorgemens	des glandes	jugulaires.	32
		parotides.	36
		inguinales.	94
	des articulations	des genoux.	27
		du tarse.	10
		du carpe.	14
	des cordons spermatiques et des testicules.		30
	de la prostate.		18
Ulcères sur les	amygdales ou les piliers du voile du palais.		188
	diverses régions du corps.		69
	des membres	supérieurs.	45
		inférieurs.	65
Fissures et Rhagades de l'anus, aff. son sphincter externe.			79
Excroissances sous forme de	poireaux, aff. le pourtour du gland et la surface interne du prépuce.		201
	choufleurs	sur le gland.	41
		sur le pourtour de l'anus.	37
	pustules sur	le scrotum.	71
		le pourtour de l'anus.	126
		les diverses régions du corps.	273
		le front et le cuir chevelu.	26
Laryngite, aff. le larynx.			12
		A reporter. . .	9659

Report. 9659

Œsophagite et pharyngite aff. la muqueuse de l'œsophage et du pharynx. 9

Taches situées dans l'épaisseur de la peau des diverses régions du corps. 98

Dartres	de la face.	17
	du tronc.	45
	des membres.	65
	du scrotum.	19

Douleurs	periostoses du système fibreux des os.	aff. les irradiations des filets nerveux.	44
	ostéoscopes du système osseux.		38

Exostoses, aff. le système osseux texture compacte	du coronal.	15
	du tibia.	37
	du fémur et de l'humérus.	14

Carie des os, texture réticulaire et spongieuse, aff.	les palatins, vomer et du nez.	17
	le sternum.	11
	le tarse et le métatarse.	20
	l'apophyse mastoïde.	1

Total de la 2e section. . . . 10,109

TROISIÈME SECTION.

AFFECTIONS CONSÉCUTIVES CARACTÉRISTIQUES DE PHLEGMASIES AIGUES OU CHRONIQUES.

Varicèle	aff. toutes les rég. du corps	système dermoïde.	9
Rougeole		*idem* vasculaire cutané.	17
Petite vérole		tissu réticulaire.	8
Miliaire		ses papilles et réseaux vasculaires sanguins.	13
Urticaire		système épidermoïde.	8

Érysipèle	de la face	aff. le syst. cutané fibreux, aponévrotique, cellulaire, souscutané	12
	du bas-ventre		4
	de la verge		9
	des membres		19

Angine tonsillaire	simple	de l'arrière-bouche, aff. le syst. glandul. des amygd.	33
	gangréneuse		10

A reporter. . . 142

Report 142

Bronchite de la trachée-artère et des bronches, aff. la muqueuse. 12

Aphthes de la bouche, aff. la muqueuse. 73

Catarrhe { laryngé, du larynx / pulmonaire, des poumons / urétro-vésical, de la vessie et des urétères } aff. la membrane muqueuse. 47

Phthisie laryngée, du larynx, causant l'altération organique de ses divers tissus. 7

Pleurésie et pleuro-pneumonie, de l'intérieur du thorax, aff. la plèvre costo-pulmonaire et le système vasculaire des poumons. 81

Hémoptisie des poumons et des bronches, causant l'altération organique de leur système sanguin. 7

Phthisie pulmon. { tubercul. / vomique } des poumons { aff, les glandes bronchites. 20 / désorganisation dans un ou plusieurs points de leur parenchyme avec foyers purulens. 6 }

Péricardite, aff. le péricarde, la séreuse. 4

Cardite, aff. le cœur, système musculaire. 7

Anévrismes { spasmodiq. / organique } { du cœur, aff. le plexus cardiaque. 10 / hypertrophie, aff. les cavités des oreillettes et des ventricules. 4 }

Péritonite aiguë et chronique du péritoine, aff. la séreuse abdomino-viscérale. 56

Gastro-entérite { aiguë 14 / chroniq. 35 }
Entérite { aiguë 38 / chroniq. 68 }
aff. div. part. de l'abdom., la muq. particulièrem., et assez généralement les trois tuniques, dans l'un et dans l'autre état surtout.

Hépatite aiguë. 8

Ictère du foie, aff. son parenchyme. 13

Consomption du thorax, de l'abdomen, aff. le système d'absorption et d'exhalation nutritives. 14

Rhumatisme de diverses parties du corps, aff. le système musculaire de la vie de relation. 121

Arthritisme des diverses articulations, aff. les systèmes fibromembraneux et membrano-séreux. 64

A reporter. . . 851

Report. . . . 851

Asthme, aff. le thorax, les muscles de la respiration, particulièrement le diaphragme. 4

AFFECTIONS SPÉCIALES CONSÉCUTIVES D'IRRITATIONS, DE NÉVROSES ET DE NÉVRALGIES.

Méningite cérébro-spinale, aff. les cavités du crâne, de la colonne vertébrale l'arachnoïde, le lacis vasculaire de la pie-mère, et quelquefois la dure-mère. 10

Cérébrite du crâne, cavité interne, aff. le cerveau et ses annexes. 14

Céphalalgie supérieure et interne du crâne, aff. le réseau vasculaire, la pie mère. 14

Aliénation mentale du crâne, de l'hypocondre droit, aff. le cerveau dans certaines espèces et le foie dans d'autres. 6

Apoplexie de la capacité du crâne, aff. les sinus de la dure-mère, les systèmes vasculaires sanguins, particulièrement le veineux. 10

Hémiplégie, région du cerveau et de la moëlle épinière, aff. l'un des côtés du système nerveux de la vie de relation. 1

Paralysie d'un ou plusieurs organes de la vie de relation, aff. leur système nerveux. 5

Hydrocéphale, aff. les ventricules du cerveau et du canal médullaire. 4

Affection	Siège	Organes affectés	
Gastralgie	de l'épigastre	aff. les syst. nerveux de la vie de nutrition et vasculaires sanguins des organes gastriq., hépatiq. et urinaires, suivant les cas indiqués.	16
Choléra-morbus	de l'épigastre		6
Néphrite et néphralgie	des lombes		15
Disurie	de la cavité pelvienne et des organes urin.		12
Strangurie	de la cavité pelvienne et des organes urin.		6

Fièvres intermittentes	quotidiennes	aff. le syst. nerveux de la vie de nutrition,	43
	tierces		33
	quartes		22
	rémittentes		16

Total de la 3e section. . . 1,088

N. B. Je n'ai exposé dans les tableaux ci-dessus que les faits maladifs observés dans mon service : 1° parce qu'il n'en est aucun qui puisse être contesté, attendu l'existence des cahiers des visites faites chaque jour, et signés par moi et par les sous-aides; 2° les relevés faits ensuite sur les états de la pharmacie et sur les registres de la comptabilité; 3° l'indication des genres de maladies traitées, de plus transcrites avec quelques détails sur les billets de sortie ou sur les extraits mortuaires, tous sont autant de preuves matérielles; 4° que les succès ou les revers publiés dans mon ouvrage, en 1826, peuvent servir d'induction et de moyens de comparaison avec ceux de mes prédécesseurs, collaborateurs, et même de nos successeurs dans cet hôpital.

INDICATION DES DIVERSES AFFECTIONS MORBIDES QUI ONT ÉTÉ OBSERVÉES DANS LA DEUXIÈME DIVISION DU SERVICE CHIRURGICAL, DEPUIS LE 1er JANVIER 1816 JUSQU'AU 31 MARS 1825.

(Temps de paix.)

RÉCAPITULATION PAR SECTION ET PAR ANNÉE.

ANNÉES.	TOTAL de la 1re section.	TOTAL de la 2e section.	TOTAL de la 3e section.	TOTAUX GÉNÉRAUX pour chaque année.
1816.	294.	1,694.	275.	2,263.
1817.	204.	1,584.	95.	1,883.
1818.	140.	1,558.	110.	1,808.
1819.	61.	1,256.	120.	1,437.
1820.	48.	1,329.	69.	1,446.
1821.	42.	898.	76.	1,058.
1822.	60.	888.	110.	1,058.
1823.	54.	545.	109.	708.
1824.	91.	1,427.	178.	1,696.
1825.	4.	».	50.	54.
TOTAL....	998.	11,179.	1,180.	13,315.

Notice des complications observées pendant les années ci-dessous indiquées, savoir :

On a traité en	Malades.		Maladies.		Simples.	Doubles.	Triples.
1816	1,112	et	2,263	dont	35	1,003	74
1817	1,104		1,413		397	635	72
1818	1,090		1 808		412	638	40
1819	1,187		1,437		970	183	34
1820	1,214		1,446		1,024	159	34
1821	830		1,016		667	139	24
1822	881		1,058		732	124	25
1823	625		708		562	46	17
1824 et le premier trimestre de 1825	1,494		1,696		1,339	112	43
Totaux....	9,527		13,315		6,135	3,039	363

REMARQUES.

Dans la notice précédente, par les dénominations, 1° de maladies simples, on doit entendre celles qui n'ont offert aucune complication; 2° par maladies doubles, celles qui se sont compliquées d'accidens étrangers à leur nature primitive; 3° et enfin par maladies triples, toutes celles qui, de nature essentiellement différente, se sont trouvées réunies sur un même malade en présentant plus de deux affections morbides.

Les différences qui existent dans les catégories de ces trois divisions tiennent : 1° à ce que pendant les trois premières années les régimens de la garde royale et particulièrement les Suisses, ont envoyé un assez grand nombre de leurs malades au susdit hôpital, et qu'ils sont entrés pour plus d'un tiers dans la deuxième division; 2° qu'ils n'y ont envoyé aucun malade atteint d'une seule affection; 3° parmi les autres malades il s'est trouvé beaucoup de militaires rentrés des prisons de l'étranger, lesquels étaient ateints de maladies fort graves et fort anciennes, surtout les marins venant de l'Angleterre et des Colonies. 4° Et enfin plusieurs ont séjourné jusqu'à l'obtention de leur congé lorsque leurs infirmités les rendaient susceptibles de réforme ou de retraite.

Les maladies qui forment la 3e section du présent état doivent en grande partie être considérées comme ayant augmenté celles produites par la syphilis ou par toute espèce de lésion mécanique.

Les officiers et soldats qui se sont trouvés atteints des unes et des autres ont reçu pour chacune d'elles les soins du soussigné pendant les années indiquées précédemment, de là on comprendra facilement pourquoi, les différences qui existent entre les maladies observées et le nombre des malades qui en ont été atteints.

Relativement à cette différence nous avons remarqué que, sur 9,537 malades, officiers et soldats, 6,135 ont offert des accidens morbides dépendans de la même cause, 3,039 ont présenté des complications, et que 363 malades réunissaient sur chacun d'eux plus de deux maladies distinctes et indépendantes des causes déterminantes des affections morbides observées et traitées suivant la nature des unes et des autres, total 9,537.

Sur ce nombre il y a eu 207 officiers dont 202 ont été guéris et 5 sont morts.

Sur 9,330 soldats 9,281 ont été guéris et 49 sont morts, donc sur la totalité des malades 9,537, il y eu 9,483 guéris et 54 sont morts. Ce qui donne 1 mort sur 176 malades.

De ces 54 morts 4 rentrent dans le domaine de la chirurgie, dont 2 ont succombé par suite de cancers ulcérés et 2 ont été enlevé par des entérites chroniques déterminées chez l'un par des ulcères stercoraux et chez l'autre par des ulcères et diathèses scorbutiques. Sur les 50 autres, 12 ont succombé à des affections aiguës, 33 à des affections chroniques.

Sur les nombres qui expriment les quantités de malades qui ont succombé du 1er septembre 1812 au 31 mars 1825, on remarquera qu'il y a eu, savoir :

En temps de	guerre	161.
	paix	54.
Et apportés morts		3.
Ce qui forme un total de		218.

Sur 16,200 malades dont on ne peut et on ne doit même tirer de conséquences relativement au mode de traitement auquel ces militaires ont été soumis, qu'en ayant égard aux chances que leurs blessures ou les autres affections morbides dont ils étaient atteints, ont pu offrir suivant leur nature et l'ancienneté de leur origine.

A cet effet je crois devoir classer les morts d'après la durée du traitement qui a précédé leurs décès; savoir :

	TEMPS DE GUERRE.			TEMPS DE PAIX.		
	REÇUS PAR BILLETS					
	d'entrée	d'évacuation.	TOTAL.	d'entrée	d'évacuation.	TOTAL.
Apportés morts............	2	»	2	1	»	1
Morts du 1er au 5e jour.....	17	4	21	2	2	4
Idem du 6e au 15e *id.*	48	5	53	1	3	4
Idem du 16e au 30e *id.*	25	1	26	3	4	7
Idem du 31e au 45e *id.*	13	»	13	3	1	4
Idem du 46e au 90e *id.*	15	4	19	3	1	4
Idem de trois mois à un an..	15	6	21	15	12	27
Idem de un an à deux ans...	2	3	5	1	1	2
Idem de deux ans et au-delà.	»	1	1	1	1	4
TOTAUX...	137	24	161	30	25	57

Il résulte que 24 morts en temps de guerre et 27 en temps de paix forment 51 morts provenant d'évacuations faites, savoir :

		GUERRE.	PAIX.
Des hôpitaux extérieurs	....	4	2
Intérieurs de Paris...........	de Saint-Louis........	5	1
	de Montaigu..........	2	»
	de l'Oursine..........	3	»
	des Oiseaux..........	3	»
Du Val-de-Grâce, service des	blessés..............	4	16
	fiévreux.............	3	7
	galeux (de Picpus)....	»	1
	TOTAUX..............	24	27
		51	

Français	159
Belges	1
Hollandais	4
Piémontais	1
Italiens	7
Espagnols	2
Prussiens	18
Autrichiens	1
Silésiens	1
Suisses	1
Polonais	5
Russes	12
TOTAL	161

Les militaires reçus par évacuation ayant été au nombre de 3,722 sur lesquels il y a eu 51 morts ; la mortalité a donc été d'un mort sur 72 malades 50/51.

Les 12,471 malades reçus médiatement ont donné 164 morts, ce qui porte leur mortalité à un mort sur 176 malades 7/82.

Tels sont les résultats généraux de la mortalité considérée en masse pour toutes les années ; mais si on l'examine pendant le temps de paix et suivant les chances de guérison plus avantageuses pour toute espèce de traitement, on pourra se convaincre que les évacuations faites dans mon service, par ceux des blessés et des fiévreux, sont loin de m'avoir été favorables, puisque sur 9,537 malades en temps de paix et 54 morts, il y a eu 27 morts sur 2,132 malades, ce qui porte la mortalité des évacués à 1 mort sur 78 malades 26/27 ; tandis que 7,405 malades reçus directement n'ont fourni que 27 morts, ce qui porte la mortalité à 1 sur 274 malades 7/27.

Ainsi se trouve démontré que les malades évacués ne doivent pas être considérés comme ayant été guéris par ceux qui les ont fait passer dans la seconde division ; et par cela même ne peuvent servir à démontrer l'excellence de la méthode du traitement de ceux qui prétendent que les évacués de leur service, dans celui des fiévreux, vénériens ou des blessés vénériens, etc., rentrent dans le nombre des malades sortis de chez eux, après guérison des accidens pour lesquels ils avaient été admis, puisqu'il en est qui ont succombé dans les quarante-huit heures de leur évacuation.

En outre, l'autopsie cadavérique si riche en résultats pour la science, et si utile par les conséquences que l'art peut en tirer, a démontré que la médecine était impuissante pour les 42 militaires dont l'incurabilité des maladies ne permettait plus de concevoir aucune espérance de guérison, dès le jour même où ils ont été évacués, pour la plupart, dans la deuxième division du service chirurgical.

La mortalité envisagée sous le point de vue des complications offertes :

1° Par ceux des militaires atteints de deux maladies de nature différente, s'est élevée en masse à 1 mort sur 176 malades 11/18 en temps de paix, et 1 mort sur 41 malades 38/100 en temps de guerre.

2° Par ceux des militaires atteints de plusieurs maladies dont chacune pouvait devenir mortelle, s'est élevée à un mort sur 68 malades, 4 en temps de paix, et à un mort sur 40 malades 57 en temps de guerre.

En dernière analyse, la mortalité qui, prise en masse, a donné en temps de guerre 1 mort sur 41 malades, 38 est infiniment moindre si on la considère sous le point de vue du traitement ; puisque soit à l'état aigu, soit à l'état chronique, soit même dans le cas d'incurabilité reconnue, il n'y a eu réellement en temps de guerre que 139 morts sur 6,663 malades, ce qui donne 1 mort sur 47 malades 9/10 au lieu de 1 mort sur 41 malades 38/100.

En temps de paix, sur 9,537 malades, 54 sont morts, ce qui a donné 1 mort sur 176 malades 11/18. Il n'y a eu réellement de traités que 50 de ceux qui sont morts; la mortalité n'a donc été que d'un mort sur 190 malades, 74: car les 3 apportés morts, les 22 qui en temps de guerre et les 4 qui en temps de paix ont succombé dans les 4 premiers jours ne peuvent fournir aucune induction par rapport au traitement.

Tels sont les résultats que j'ai presque toujours obtenu pour les maladies qui, par leur nature, sont regardées comme faisant partie du domaine de la médecine (abstraction faite de celles qui sont du ressort de la chirurgie), car il y aurait de l'injustice à comparer les unes aux autres, et à vouloir en tirer des inductions relativement à la mortalité; puisqu'en temps de paix, ces dernières donnent à peine 1 mort sur 200 malades, et qu'en temps de guerre, lorsque les connaissances fournies par la physiologie et par la médecine d'observation éclairent la chirurgie, il est rare qu'il perde plus d'un blessé sur 40 (1).

(1) On peut aussi se convaincre :

1° Que pendant 24 ans et 9 mois 177,228 militaires, tant officiers que soldats, ont été traités dans l'hôpital militaire du Val-de-Grâce ;

2° Que sur ce nombre 166 095 sont sortis guéris, et 11,798 dont 53 apportés morts ont succombé par suite de lésions ou d'altérations organiques ;

3° Que le rapport de préparation considéré en masse a été d'un mort sur 19 1/2 sortant après guérison, dont un mort sur 50 et 1/4 en chirurgie et 1 sur 9 en médecine ;

Les différences que présentent 1° le nombre des militaires traités, sortis après guérison ou morts dans chaque service de chirurgie ou de médecine; 2° les divers genres de lésions mécaniques, de perturbations de fonctions, ou d'altérations organiques dont se sont trouvé atteints les 16,276 militaires qui ont reçu mes soins, ainsi que les observations nombreuses que j'ai recueillies dans l'intérêt de mon instruction et de ma pratique médicale, m'engageant à en tirer quelques inductions générales médico-pratiques, et à les soumettre en même temps que les réflexions que m'ont fait naître les principaux faits rapportés dans la deuxième partie de mon travail.

2° Que le nombre total des journées a été de 5,672,841;

5° Que la durée moyenne du traitement est de 32 jours 9/12 pour la totalité des services, dont 37 jours en chirurgie et 31 en médecine; mais que le terme moyen ne s'est élevé aussi haut, d'un côté et de l'autre, qu'en raison de ce que le séjour des officiers à l'hôpital a été plus que double de celui que les soldats y ont fait; et que les journées des uns et des autres ont été calculées en masse et sans distinction;

6° Enfin, qu'on ne trouve que 27 jours pour terme moyen du séjour des soldats et plus de 60 jours pour celui des officiers.

CONSIDÉRATIONS GÉNÉRALES.

Les inductions qu'il est possible de tirer 1° des faits énoncés dans les tableaux ci-joints; 2° l'ordre dans lequel les affections morbides qui ont été observées pendant plus de douze ans consécutifs, sont présentées, m'engagent à ne pas perdre de vue que les premières doivent se rattacher, non-seulement à la nature et aux chefs principaux des maladies auxquels plusieurs d'entre elles se rapportent, mais encore aux traitemens qui ont été employés, ainsi qu'à l'examen de ce que les unes et les autres ont pu offrir de spécifique.

Les pensées que chaque objet m'a fait naître sont dignes d'exercer les reflexions de tout praticien ami de la vérité; aussi me paraît-il nécessaire de terminer mon travail par quelques conclusions déduites de la forme et du caractère du sujet que j'ai entrepris de traiter.

Puissent ces conclusions avoir la force de l'évidence, puissent-elles aussi concourir à éloigner de la médecine ces conjectures que les systèmes ne jettent que trop souvent dans l'exercice de l'art de guérir.

Si tous les praticiens étaient doués de cet esprit judicieux qui les fit s'en tenir à la nature, afin d'en suivre les erremens, et qui les empêchât d'omettre jamais l'influence de toute cause susceptible de troubler l'ordre naturel, en déterminant un accroissement morbide, c'est-à-dire une irritation du principe de la vie afin d'amener une réaction par la seule force médiatrice de la nature, source d'éliminations et de crises; l'observation, l'expérience et le raisonnement leur fournirait amplement les moyens d'acquérir des connaissances positives en médecine-pratique.

Cette science, qui ne souffre pas de division possible dans son étude, non plus que son application dans l'exercice de l'art, dont l'immensité, j'ose le dire, veut qu'on la considère comme universelle, a donc toujours échappé à ceux qui en ont restreint les principes et retréci la base.

Dans sa sollicitude pour le mieux être de tous les membres dont se compose la société, lorsque l'administration demande des renseignemens sur les améliorations que peuvent recevoir les différentes branches de l'économie politique, il faut qu'ils lui soient transmis avec ordre, avec précision et surtout d'une manière fructueuse : mais si la vie, si même la santé des hommes s'y trouvent intéressées, quel ensemble de connaissances variées les médecins ne doivent-ils pas réunir, quelle finesse de tact et quel à propos ne faut-il pas qu'ils possèdent et qu'ils sachent saisir, afin de faire connaître les erreurs à redresser, le mal à empêcher et le bien à faire? En conséquence, chaque fois que par sa position, un médecin se trouve engagé à donner de la publicité aux tableaux de statistique médicale qu'il aura été à portée de pouvoir tracer, il ne doit pas manquer de donner à ces derniers tout l'ensemble qu'il sont susceptibles d'offrir.

Toute statistique médicale qui ne servirait qu'à faire connaître le nombre des malades traités, guéris ou morts, les rapports de proportions dans lesquels les uns ont été relativement aux autres, la durée du séjour dans les hôpitaux ou à la chambre, serait sans doute très incomplète si elle ne nous transmettait en même temps l'énumération succinte, claire et véridique des faits morbides observés ; mais ces faits apprendraient peu de choses par eux-mêmes s'ils n'étaient accompagnés de renseignemens sur les causes qui les ont produits, sur la nature, sur les effets dont ils ont été suivis, et sur les influences qu'ont exercé sur chacun d'eux les divers modes de traitemens employés, tant pour les combattre que pour en triompher.

En se tenant toujours en garde contre toute prévention qui ne serait pas fondée, ainsi que contre toute prédilection, qui dans l'un comme dans l'autre cas le porterait à donner, pour positif et pour absolu, ce que l'expérience et le jugement ne pourraient admettre comme tels, le médecin ne doit jamais perdre de vue qu'il ne faut, dans aucun cas, s'en laisser imposer par les apparences, car beaucoup de faits sont identiques et les années sont nécessaires pour confirmer ou pour rejeter les opinions des hommes.

Opinionum commenta delet dies, naturæ judicia confirmat.
Cicero de naturâ Deorum.

L'ordre que j'ai suivi dans l'examen des principales affections morbides que j'ai observées dans ma pratique, sera le même que celui adopté dans la narration des faits qui ont passé sous mes yeux dans les services que jai dirigés particulièrement, ou dans ceux avec lesquels je n'ai eu que des rapports officiels, officieux et souvent d'intérets scientifiques, tant dans les hôpitaux que dans la clientelle.

RELEVÉ MENSUEL

DES

SORTANS ET DÉCÉDÉS DANS CHACUN DES SERVICES DE LA CHIRURGIE ET DE LA MÉDECINE,

Depuis le 1er Janvier 1813 jusqu'au 31 Décembre 1824.

MOIS.	DIVISIONS DE MESSIEURS — SERVICE CHIRURGICAL. BARBIER. Sortans.	Morts.	DUVIVIER. Sortans.	Morts.	SERVICE MÉDICAL. GILBERT. Sortans.	Morts.	BERR. Sortans.	Morts.	PIERRE. Sortans.	Morts.	CROSS. Sortans.	Morts.	ENTRÉS MORTS.
1813.													
Janvier	140	3	160	5	63	20	193	38	140	13	167	27	»
Février	97	8	131	5	133	36	226	54	118	13	237	20	»
Mars	127	6	172	1	51	8	153	37	88	12	127	31	»
Avril	84	4	213	3	50	8	139	27	111	18	110	20	»
Mai	135	5	150	2	121	17	217	21	192	17	295	19	»
Juin	149	4	125	1	131	27	315	35	201	29	209	20	»
Juillet	91	2	161	4	88	11	185	26	208	11	221	30	»
Août	117	2	181	3	69	7	138	16	181	17	165	15	»
Septembre	107	2	142	»	75	8	121	13	191	12	149	19	»
Octobre	85	4	145	1	54	9	99	18	88	14	85	13	»
Novembre	85	2	107	2	90	11	105	13	99	11	88	9	»
Décembre	122	3	101	1	131	15	139	28	105	7	117	17	»
Totaux	1,351	45	1,833	28	1,059	175	2,063	339	1,723	177	2,060	258	»
1814.													
Janvier	137	3	135	1	265	74	309	71	130	13	209	27	6
Février	239	16	331	8	215	61	351	83	180	22	210	31	12
Mars	236	33	366	24	420	87	485	106	217	18	480	99	13
Avril	263	49	193	32	213	29	315	35	101	12	319	21	2
Mai	52	13	108	6	51	19	86	10	80	8	30	4	1
Juin	141	3	159	6	45	4	48	4	41	2	18	1	»
Juillet	104	1	217	1	30	3	75	7	25	»	21	1	1
Août	108	5	258	1	85	8	135	15	43	2	62	4	»
Septembre	127	»	122	4	90	7	70	7	50	5	31	2	»
Octobre	150	3	122	1	79	6	104	10	45	3	21	»	»
Novembre	114	2	109	4	80	9	30	5	50	8	20	1	»
Décembre	130	»	100	2	74	8	84	8	40	1	40	3	»
Totaux	1,941	128	2,220	87	1,041	306	2,084	304	1,035	89	1,460	106	35
1815.					DESGENETTES.		BROUSSAIS.		VÉDY.		PIERRE.		
Janvier	109	»	114	2	»	»	29	6	64	5	118	9	1
Février	84	1	111	1	»	»	77	9	71	3	31	5	»
Mars	100	1	143	2	»	»	86	6	69	7	28	4	2
Avril	128	3	110	2	»	»	101	8	124	9	31	3	»
Mai	159	3	123	»	»	»	91	6	96	2	25	1	»
Juin	317	1	471	»	»	»	154	3	105	5	38	»	»
Juillet	490	10	526	21	»	»	140	11	233	4	95	1	1
Août	134	3	95	10	»	»	37	6	20	»	12	»	»
Septembre	101	1	75	3	»	»	40	5	»	»	16	2	»
Octobre	47	3	58	1	»	»	18	4	»	»	21	1	»
Novembre	71	2	62	1	»	»	51	9	»	»	»	»	»
Décembre	62	2	61	1	»	»	21	4	43	5	»	»	»
Totaux	1,803	30	1,958	44	»	»	815	77	827	40	416	26	4
1816.													
Janvier	41	3	52	»	»	»	21	4	45	3	»	»	»
Février	57	1	45	2	»	»	22	4	53	5	3	»	»
Mars	51	»	91	»	»	»	23	3	65	3	63	»	»
Avril	30	»	70	»	»	»	63	4	58	3	70	»	»
Mai	51	»	103	»	»	»	83	4	61	2	50	»	»
Juin	16	»	115	»	»	»	65	6	71	1	71	»	»
Juillet	23	»	91	»	»	»	55	1	50	1	69	1	»
Août	44	1	130	1	72	1	42	3	»	»	125	»	»
Septembre	41	2	108	»	84	1	51	1	131	»	»	»	»
Octobre	45	1	109	»	»	»	104	4	50	5	88	2	»
Novembre	42	1	98	»	»	»	79	1	56	1	79	1	1
Décembre	41	1	99	2	»	»	70	6	58	2	146	»	»
Totaux	486	10	1,112	5	156	2	681	35	698	26	773	4	1
1817.													
Janvier	33	1	81	»	57	2	78	10	105	»	»	»	»
Février	38	»	74	»	51	3	41	6	»	»	100	»	»
Mars	35	1	93	»	44	3	»	»	60	8	136	»	»
Avril	29	1	90	»	38	2	»	»	93	13	85	»	1
Mai	59	1	108	»	»	»	211	3	105	4	67	3	1
Juin	52	»	114	»	»	»	81	5	87	6	41	»	»
Juillet	55	»	94	1	»	»	91	3	85	3	55	»	»
Août	34	1	95	1	»	»	62	4	67	3	41	»	»
Septembre	34	»	73	»	»	»	63	4	46	6	41	»	»
Octobre	45	1	91	»	»	»	99	4	58	2	39	1	»
Novembre	32	1	83	»	105	5	»	»	67	3	28	»	»
Décembre	32	1	108	»	77	12	»	»	51	9	23	»	»
Totaux	478	8	1,101	2	372	27	726	39	821	57	659	4	2
1818.													
Janvier	46	»	81	1	37	2	69	10	»	»	86	7	»
Février	50	2	70	1	32	2	81	1	»	»	68	1	»
Mars	101	1	102	»	37	5	55	6	75	3	61	4	»
Avril	85	1	92	1	»	»	111	6	113	3	51	»	1
Mai	151	5	97	»	»	»	131	15	111	5	19	»	»
Juin	191	1	141	»	»	»	125	6	130	2	35	1	»
Juillet	132	2	93	»	»	»	90	4	30	»	112	7	»
Août	91	1	113	1	»	»	90	7	21	»	116	»	»
Septembre	99	1	77	»	»	»	109	7	11	»	99	3	1
Octobre	31	»	59	»	»	»	81	2	61	4	10	1	»
Novembre	35	1	75	»	»	»	78	10	93	4	22	2	»
Décembre	37	1	91	»	»	»	86	8	68	5	11	»	»
Totaux	1,058	16	1,090	4	106	9	1,118	83	728	26	604	26	2

MORTS.	DIVISIONS DE MESSIEURS — SERVICE CHIRURGICAL. BARBIER. Sortans.	Morts.	DUVIVIER. Sortans.	Morts.	SERVICE MÉDICAL. DESGENETTES. Sortans.	Morts.	BROUSSAIS. Sortans.	Morts.	VÉDY. Sortans.	Morts.	PIERRE. Sortans.	Morts.	ENTRÉS MORTS.
1819.													
Janvier	33	1	73	»	»	»	69	9	15	2	31	1	»
Février	29	1	98	»	»	»	81	6	49	4	69	»	1
Mars	55	»	111	1	»	»	125	11	»	»	155	10	1
Avril	40	1	111	2	»	»	151	26	18 DAMIRON	5	106	11	»
Mai	72	1	131	1	»	»	186	27	72	4	148	13	»
Juin	58	3	100	2	»	»	142	20	137	8	139	6	»
Juillet	46	1	81	1	»	»	131	10	102	6	147	5	»
Août	68	»	84	1	68	1	»	»	100	8	139	9	»
Septembre	53	»	96	1	59	3	»	»	207	5	85	8	»
Octobre	56	1	84	»	53	4	»	»	171	12	57	5	»
Novembre	38	2	98	»	55	3	»	»	183	13	56	4	»
Décembre	48	2	117	»	»	»	68	3	138	9	44	9	»
Totaux	596	12	1,187	9	235	11	966	112	1,205	65	1,256	78	2
1820.					COUTANCEAU.		B.		DAMIRON.		PIERRE.		
Janvier	49	1	51	»	»	»	118	10	117	6	53	4	»
Février	52	1	101	2	70	4	56	5	165	11	102	2	»
Mars	73	1	86	»	128	8	73	8	190	7	121	7	»
Avril	53	»	86	»	58	7	73	5	17	7	50	7	»
Mai	65	»	113	»	136	5	»	»	146	11	87	3	»
Juin	75	1	110	»	91	4	»	»	105	5	73	6	»
Juillet	69	1	136	»	70	7	»	»	100	7	66	4	»
Août	41	»	117	»	40	1	»	»	111	2	66	2	»
Septembre	52	»	103	»	58	2	»	»	70	3	48	3	»
Octobre	57	»	120	»	58	4	»	»	79	4	70	3	»
Novembre	42	»	144	1	60	5	»	»	70	»	47	3	»
Décembre	31	1	80	»	»	»	60	5	71	1	55	2	»
Totaux	662	6	1,214	5	771	46	382	33	1,332	64	847	43	»
1821.	DUVIVIER.		BARBIER.		BROUSSAIS.		DAMIRON.		PIERRE.		COUTANCEAU.		
Janvier	74	»	20	»	50	11	»	»	61	2	66	3	»
Février	38	»	21	»	73	4	»	»	57	4	50	2	»
Mars	68	»	27	»	146	15	65	4	»	»	59	»	»
Avril	67	»	20	1	121	11	83	6	»	»	59	2	»
Mai	54	»	40	»	125	8	88	3	»	»	98	3	»
Juin	65	»	29	3	73	6	148	9	77	8	97	8	»
Juillet	65	1	63	»	58	3	79	6	72	3	84	5	»
Août	66	»	50	1	51	3	84	3	19	4	72	2	»
Septembre	61	»	27	2	31	4	117	4	63	9	»	»	»
Octobre	81	»	27	2	51	8	67	2	58	4	»	»	»
Novembre	81	1	23	1	40	6	68	5	73	1	»	»	»
Décembre	87	»	32	»	»	»	134	5	146	4	70	13	»
Totaux	807	2	379	12	836	79	933	50	591	39	661	38	»
1822.							FAURE.						
Janvier	72	3	24	3	68	8	76	9	101	3	»	»	»
Février	82	1	23	2	78	3	72	3	98	2	»	»	»
Mars	102	»	37	4	88	5	110	5	80	4	79	3	»
Avril	68	»	31	»	89	6	89	6	128	5	108	10	»
Mai	107	3	74	1	84	7	133	2	161	4	172	8	»
Juin	60	2	50	»	108	11	135	12	152	6	105	6	1
Juillet	51	4	70	1	115	11	140	4	174	6	110	4	1
Août	75	2	37	2	109	14	D. 164	7	123	10	117	6	»
Septembre	71	2	59	1	»	»	148	11	»	»	110	6	»
Octobre	40	»	57	1	»	»	F. 143	10	131	6	159	9	»
Novembre	65	»	27	»	»	»	121	3	108	5	119	14	»
Décembre	51	»	39	1	»	»	48	4	116	5	133	4	»
Totaux	856	11	537	11	715	73	1,359	76	1,420	59	1,240	70	2
1823.													
Janvier	42	»	38	»	»	»	»	»	119	13	119	15	»
Février	48	1	44	»	97	13	»	»	120	5	68	3	»
Mars	45	1	45	»	80	8	»	»	59	8	83	3	»
Avril	41	»	50	1	77	12	»	»	85	4	95	11	»
Mai	63	»	68	»	109	7	»	»	179	9	115	6	»
Juin	55	»	44	2	83	7	»	»	67	5	77	3	»
Juillet	67	»	61	1	16	»	»	»	78	7	58	3	»
Août	50	2	22	»	»	»	»	»	50	2	53	4	»
Septembre	41	»	18	»	»	»	91	3	41	1	»	»	»
Octobre	49	»	24	1	»	»	23	6	29	3	»	»	»
Novembre	52	1	13	1	62	3	»	»	40	»	»	»	»
Décembre	39	1	10	»	9	2	»	»	8	»	33	2	»
Totaux	601	6	427	6	533	52	114	9	885	57	694	47	»
1824.													
Janvier	24	»	12	»	8	»	»	»	11	»	27	1	»
Février	78	2	21	1	45	3	»	»	122	4	50	2	»
Mars	94	1	32	1	69	»	»	»	112	5	81	2	»
Avril	103	1	47	»	63	7	»	»	127	2	117	5	»
Mai	92	1	47	1	66	10	»	»	126	10	101	5	»
Juin	101	»	41	»	60	8	125	5	»	»	92	8	»
Juillet	93	1	51	»	75	6	115	6	»	»	80	4	»
Août	115	»	56	1	100	4	125	3	94	2	»	»	»
Septembre	79	2	42	»	»	»	101	4	88	2	88	8	»
Octobre	87	»	43	1	»	»	60	5	71	2	46	5	»
Novembre	83	1	18	»	»	»	60	4	74	4	57	4	»
Décembre	109	2	49	1	60	6	»	»	66	1	61	4	»
Totaux	1,063	10	405	5	547	45	580	27	911	32	800	48	»

RÉCAPITULATION INDIVIDUELLE, ANNUELLE ET TOTALE DES DOUZE TABLEAUX CI-DESSUS.

MM.	1813.	1814.	1815.	1816.	1817.	1818.	1819.	1820.	1821.	1822.	1823.	1824.	MM.	Entrans.	Sortans.	Morts.	ILS ONT ÉTÉ dans un rapport de
B.	1351. 1 s. 30 1/15	1941. 1 sur 15 1/6	1803. 1 s. 60 1/15	485. 1 s. 48 3/4	478. 1 s. 59 3/4	1058. 1 s. 66	596. 1 s. 49 1/2	662. 1 s. 110	379. 1 s. 31 1/2	537. 1 s. 48 4/5	427. 1 s. 71 1/6	405. 1 s. 81	Barbier.	10,471	10,182	289	1 mort sur 35 1/4
D.	1833. 1 s. 65 13/28	2220. 1 sur 25 5/9	1958. 1 s. 44 1/2	1112. 1 s. 222	1101. 1 s. 552	1090. 1 s. 272	1187. 1 s. 131 3/4	1214. 1 s. 242 3/4	807. 1 s. 403 1/2	856. 1 s. 77 4/5	601. 1 s. 100 1/6	1063. 1 s. 106 1/3	Duvivier.	15,258	15,045	213	1 id. 70 2/3
5.	» » »	» » »	» » »	156. 1 s. 78	372. 1 s. 13 1/24	106. 1 s. 11 1/15	235 1 s. 21 1/2	» » »	» » »	» » »	» » »	» » »	Desgenettes.	918	869	49	1 id. 17 3/4
6.	» » »	» » »	815. 1 s. 11	681. 1 s. 19 1/2	726. 1 s. 18 3/4	1118. 1 s. 13 1/2	966. 1 s. 8 1/2	382. 1 s. 11 1/2	836. 1 s. 10 1/2	715. 1 s. 9 3/4	533. 1 s. 10 1/5	547. 1 s. 12 1/5	Broussais.	7,966	7,339	627	1 id. 11 2/3
7.	» » »	» » »	827. 1 s. 20 1/2	698. 1 s. 26 3/4	824. 1 s. 14 3/4	728. 1 s. 28	125. 1 s. 20 1/20	» » »	» » »	» » »	» » »	» » »	Védy.	3,357	3,202	155	1 id. 20 5/8
8.	» » »	» » »	» » »	» » »	» » »	» » »	1205. 1 s. 19 1/2	1332. 1 s. 20 1/2	933. 1 s. 18 5/6	342. 1 s. 17 3/9	114. 1 r. 12 1/2	580. 1 s. 21 3/4	Damiron.	4,768	4,535	233	1 id. 19 14/33
3.	1723. 1 s. 9 13/17	1035. 1 sur 11 2/3	416. 1 s. 16	773. 1 s. 193	659. 1 s. 165	691. 1 s. 26 3/4	1256. 1 s. 16 1/2	847. 1 s. 19 3/4	591. 1 s. 15 1/4	1420. 1 s. 24 1/4	885. 1 s. 15 1/2	911. 1 s. 28 1/2	Pierre.	11,844	11,210	634	1 id. 17 2/3
9.	» » »	» » »	» » »	» » »	» » »	» » »	» » »	771. 1 s. 16 3/4	661. 1 s. 17 1/3	1240. 1 s. 17 3/4	694. 1 s. 14 3/4	800. 1 s. 16 2/3	Coutanceau.	4,424	4,175	249	1 id. 16 4/5
10.	» » »	» » »	» » »	» » »	» » »	» » »	» » »	» » »	» » »	1057. 1 s. 18 1/4	» » »	» » »	Faure.	1,105	1,047	58	1 id. 18 1/19

RÉCAPITULATION GÉNÉRALE OFFRANT UNE PÉRIODE DE VINGT-QUATRE ANS ET NEUF MOIS.

ANNÉES.	ENTRANS.	SORTANS.	MORTS.	NOMBRE DE JOURNÉES.	ILS ONT ÉTÉ DANS UN RAPPORT DE	DURÉE MOYENNE DU TRAITEMENT.
De l'an 8 à 1806	31,977	33,103	2,083	918,905	1 mort sur 16 3/4.	26 jours 2/7.
De 1806 à 1811	34,551	31,813	2,810	1,130,250	1 id. 12 1/4.	32 id. 3/4.
De 1811 à 1816	56,595	51,523	5,113	1,600,368	1 id. 11 1/4, à cause de 49 apportés morts.	29 id. 3/4.
De 1816 à 1821	27,006	26,927	913	1,073,564	1 id. 30 3/4, id. 7 id.	38 id. 1/3.
De 1821 à 1825	23,269	21,019	879	833,745	id. 26 1/3, id. 2 id.	36 id. 3/4.
Totaux généraux	177,338	165,005	11,798 dont 58 apportés morts.	5,672,841	1 mort sur 19 1/3.	33 jours 9/12.

OBSERVATIONS.

La mortalité… { En masse, elle a été de… 1 sur 19 1/3 ; Par service { chirurgical… 1 sur 50 1/4 ; médical… 1 sur 9 9/337e

Durée moyenne. { En masse, elle a été de… 32 9/12 ; Par service { chirurgical… 37 ; médical… 31

Mais dans les trois cas elle ne s'est élevée aussi haut, que parce que les journées des officiers, qui constamment ont été doubles de celles des soldats, ont été calculées sans distinction.

Nota. Le terme moyen du séjour des soldats à l'hôpital n'a donné que vingt-sept jours, tandis que celui des officiers s'est généralement élevé à soixante jours et au-delà.

www.ingramcontent.com/pod-product-compliance
Ingram Content Group UK Ltd.
Pitfield, Milton Keynes, MK11 3LW, UK
UKHW020258250726
13967UKWH00004B/1730

9 782013 541169